GLP-1RA 和三味豆蔻汤防治
阿尔兹海默症的作用机制研究

安凤毛　著

U0271513

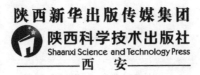

陕西新华出版传媒集团

陕西科学技术出版社

Shaanxi Science and Technology Press

——西安——

图书在版编目（CIP）数据

GLP-1RA 和三味豆蔻汤防治阿尔兹海默症的作用机制研究 / 安凤毛著 . — 西安：陕西科学技术出版社，2022.8

ISBN 978-7-5369-8491-2

Ⅰ . ① G… Ⅱ . ① 安… Ⅲ . ① 阿尔茨海默病—防治—研究 Ⅳ . ① R749.1

中国版本图书馆 CIP 数据核字 (2022) 第 105694 号

GLP-1RA 和三味豆蔻汤防治阿尔兹海默症的作用机制研究
GLP-1RA HE SANWEIDOUKOUTANG FANGZHI
AERZIHAIMOZHENG DE ZUOYONG JIZHI YANJIU

安凤毛　著

责任编辑　潘晓洁　刘维娜
封面设计　智博文化

出　版　者　陕西新华出版传媒集团　陕西科学技术出版社
西安市曲江新区登高路 1388 号陕西新华出版传媒产业大厦 B 座
电话（029）81205187　传真（029）81205155　邮编 710061
http://www.snstp.com
发　行　者　陕西新华出版传媒集团　陕西科学技术出版社
电话（029）81205180 81206809
印　　刷　广东虎彩云印刷有限公司
规　　格　787 mm × 1092 mm　16 开本
印　　张　8.25
字　　数　153 千字
版　　次　2022 年 8 月第 1 版
2022 年 8 月第 1 次印刷
书　　号　ISBN 978-7-5369-8491-2
定　　价　78.00 元

作者简介

　　安凤毛, 博士, 副教授, 硕士研究生导师。2015年7月博士毕业于中国药科大学, 师从高向东教授。现任内蒙古民族大学药理学教研室主任, 医学院教工第二党支部书记, 内蒙古自治区蒙药心脑血管药理学重点实验室神经系统疾病小组负责人。2016年荣获内蒙古民族大学科尔沁学者, 2017年荣获内蒙古民族大学"引进人才立项奖", 2019年获内蒙古民族大学优秀共产党员, 内蒙古民族大学第二届思政课程和课程思政理科组第一名, 内蒙古自治区第十一届"挑战杯"全区大学生课外学术科技作品竞赛三等奖(指导教师), 2021年, 获内蒙古民族大学第八批优秀青年骨干教师, 2022年, 获2021年度自治区"新世纪321人才工程"二层次。主持承担国家自然科学基金项目2项, 内蒙古自治区自然科学基金面上项目1项, 内蒙古自治区青年科技英才支持计划1项, 中央引导地方科技发展资金1项, 校级课题多项, 发表SCI论文多篇。主讲本科和硕士研究生药理学、医学论文写作、神经生物学、神经药理学进展等课程。

前　言

随着社会人口老龄化进程不断加速，神经退行性疾病已经成为一类严重影响人类健康的问题。阿尔兹海默症（Alzheimer's disease, AD）是临床上导致进行性认知功能减退的最常见原因，其发病率呈明显的逐年上升趋势，已成为老年医学急需解决的问题。AD 是一种与年龄相关的障碍疾病，是老年人群的第五大杀手，全球约有 4680 万人罹患阿尔兹海默症，每年约有 460 万新发病例。这种疾病不仅会对患者的身体造成毁灭性打击，而且会对其家庭造成精神和经济上的压力。

在 AD 中，典型的组织学变化是积累在大脑中淀粉样前体蛋白（Amyloid precursor protein, APP）、Aβ 和 NFTs- 由 tau 磷酸化形成。Tau 蛋白和 Aβ 共同破坏神经系统的完整性，导致出现全面痴呆的记忆和意识。AD 发病机制复杂，现已存在多种发病假说，如乙酰胆碱假说、β- 淀粉样蛋白假说、tau 蛋白假说、炎症假说、氧化应激假说及线粒体功能障碍等。美国 FDA 通过治疗 AD 的药物主要为乙酰胆碱酯酶抑制剂和 NMDA 受体拮抗剂，这些药物仅对轻中度 AD 患者的痴呆症状有所改善或延缓痴呆进展，不能治愈或完全阻止疾病发展。因此，目前对 AD 的确切发病机制尚不清楚，且缺乏行之有效的防治手段。

大量研究表明 AD 和 Ⅱ 型糖尿病（Type 2 Diabetes Mellitus, T2DM）存在潜在联系。AD 的病理特征包括神经原纤维缠结和弥漫性细胞外淀粉样蛋白斑块。T2DM 患者的特点是分泌胰岛素的 β 细胞急剧减少、β 细胞凋亡和胰岛淀粉样蛋白急剧增加。其中淀粉样蛋白是由胰岛淀粉样多肽的胞外纤维组成的（IAPP）。越来越多的证据表明：AD 和 T2DM 的形成有相似的关键生物过程。AD 与 T2DM 具有相同的危险诱因，包括肥胖、年龄、抑郁、高胆固醇和心血管疾病等。最近证据表明：T2DM 本身就是 AD 的一个危险因素。因此，AD 甚至已经被称为"3型糖尿病"。基于糖尿病与 AD 的联系，近年来提出了从糖尿病的治疗药物中寻求 AD 的治疗途径新策略。胰高血糖素样肽 -1（Glucagon-like peptide-1, GLP-1）是人 2 号常染色体长臂的胰高血糖素原基因编码修饰的一种肠促胰岛素，它通过与其受体结合，促进胰岛素分泌和生物合成，抑制胰高血糖素的分泌，促进胰岛细胞增殖，抑制胰岛细胞凋亡，增强细胞对血糖的敏感性，是治疗糖尿病的理想药物分子，其受体在神经细胞表面也有分布，可通过血脑屏障，提示其具有神经保护功能。已有研究表明 GLP-1 及其长效激动剂 exendin-4 能抵抗 Aβ 积累导致的神经细胞的凋亡。Exendin-4 能有效改善帕金森模型的多巴胺能神经元退化并治疗模型小鼠的运动功能损伤。激活中枢神经系统 GLP-1 受体，可改善小鼠由高血糖引起的记忆与认知障碍。GLP-1 及其受体激动剂的神经保护功能越来越受到关注，但其作用途径及分子机制仍尚待阐明。系统考察 GLP-1 类药物防治 AD 的作用及潜在的作用机制是本书的重点内容之一。

蒙医理论常常把人体神经系统和动、静脉系统分别称为白脉和黑脉，并且在三根、七素的正常作用下发挥着各自生理功能。蒙医理论认为，人的大脑是白脉之海，白脉从大脑分支分布于各脏器、组织器官以及肢体，白脉主要依靠赫依的运行来完成作用，如果某种内因或外因所致三根和七素之间的平衡失衡，则气血运行不通畅，白脉系统功能失调，在临床上将出现各种神经系统疾病。因此，蒙医理论认为神经系统疾病的治疗应镇赫依，去污除邪，开窍通脉。蒙药是我国传统医药的精华，其诊断与治疗技术富有民族特色，在治疗常见病、多发病和疑难病方面有着显著的疗效。三味豆蔻汤是传统蒙医药方，出自蒙医经典著作《四部医典》后续本，由白豆蔻、荜茇、香旱芹组成，具有抑赫依功效。方中白豆蔻味辛、性温、腻，为抑赫依之良药；香旱芹味微甘、性平、抑赫依；荜茇味辛、性温、腻，调理体素均为佐药。三药合用，相互协调，具有镇赫依，调理体素，开窍通脉之功效。系统考察三味豆蔻汤防治 AD 的作用及潜在的作用机制是本书的另一重点内容。

本书是在国家自然科学基金（NOs. 82160823、81660720）、中央引导地方科技发展资金（NO. 2021ZY0014）、内蒙古自治区高校"青年科技英才"计划（NO. NJYT-20-B24）的支持与资助下完成的，特此感谢！

安凤毛

2022 年 1 月

目　　录

第一章

GLP-1RA 防治 AD 的作用及机制研究

第一节　概述

一、研究背景

随着社会人口老龄化进程不断加速，神经退行性疾病已经成为一类严重影响人类健康的问题。阿尔兹海默症（Alzheimer's disease, AD）是临床上导致进行性认知功能减退的最常见原因，其发病率呈明显的逐年上升趋势。目前越来越多的研究指出，糖尿病是导致 AD 发生的重要危险因素 [1-3]。早在 1999 年 Rotterdam 研究就已证实，糖尿病使患者发生 AD 的风险增加 2 倍，而其中胰岛素分泌不足的患者发生认知功能障碍和记忆力损伤的风险增加约 4 倍 [4]。瑞典一项长达 32 年的跟踪调查证实 50 岁时胰岛素分泌减少的患者 AD 发生的风险是胰岛素分泌正常患者的 1.5 倍 [5]。因此，AD 甚至被称为"3 型糖尿病" [6]。但是，目前对糖尿病相关 AD 发生的具体机制尚不清楚，缺乏行之有效的防治手段。

基于糖尿病与 AD 的联系，近年来提出了从糖尿病的治疗药物中寻求 AD 的治疗途径新策略。胰高血糖素样肽 -1（Glucagon-like peptide-1，GLP-1）是人 2 号常染色体长臂的胰高血糖素原基因编码修饰的一种肠促胰岛素，它通过与其受体结合，促进胰岛素分泌和生物合成，抑制胰高血糖素的分泌，促进胰岛细胞增殖，抑制胰岛细胞凋亡，增强细胞对血糖的敏感性，是治疗糖尿病的理想药物分子 [7]，其受体在神经细胞表明也有分布 [8]，可通过血脑屏障 [9]，提示其具有神经保护功能。已有研究表明 GLP-1 及其长效激动剂 exendin-4 能抵抗 Aβ 积累导致的神经细胞的凋亡 [10,11]。Exendin-4 能有效改善帕金森模型的多巴胺能神经元退化并治疗模型小鼠的运动功能损伤 [12]。McClean 等研究发现，激活中枢神经系统 GLP-1 受体，可改善小鼠由高血糖引起的记忆与认知障碍 [13]。GLP-1 及其受体激动剂的神经保护功能越来越受到关注，但其作用途径及分子机制仍尚待阐明。

晚期糖化终产物（advanced glycation end products, AGEs）是在非酶促条件下，蛋白质、氨基酸、脂类或核酸等的游离氨基与葡萄糖或其他还原糖的醛基通过 Maillard 系列反应产生的一组稳定、复杂的终末产物 [14]。在反应早期，糖的醛基或酮基与蛋白质的氨基发生非酶催化反应，产生可逆的 Sciff 碱，在体内达到动态平衡状态。后经过进一步的分子重排、脱水、缩合、分裂、氧化和环化反应，最终产生不可逆的化合物，即 AGEs [15]。由于 AGEs 的形成是不可逆的，体内蛋白酶无法分解 AGE 修饰的多肽或蛋白，从而导致蛋白沉积。当高血糖或糖尿病发生时，AGEs 在体内大量增加，并广泛分布在糖尿病患者病变系统[16]。

AD 的主要病理特征为神经细胞外的老年斑（senile plaques, SPs）和神经细胞内的神经纤维缠结（neurofibrillary tangles, NFTs）。其中 SPs 主要由于 β- 淀粉样蛋白（Aβ）的异常沉积引发[17]，NFTs 主要由过度磷酸化的 tau 蛋白聚集而成[18]。越来越多的证据表明，AD 患者脑内 AGEs 显著增多[19,20]，且免疫组化结果显示 AGEs 与 SPs 及 NFTs 共定位[21]，提示 AGEs 可能是引起糖尿病相关 AD 的重要分子。AGEs 可以在体内外促进淀粉样前体蛋白（Amyloid precursor protein, APP）的表达，从而提高 β- 淀粉样蛋白的水平[22]，并通过介导蛋白质交联促进 β- 淀粉样蛋白的聚合[23]。作为配体，AGEs 可以与细胞表面受体 RAGE（Receptor for advanced glycation end products）结合，产生一系列的生理和病理反应[24]。RAGE 是细胞表面分子免疫球蛋白超家族的成员，属于 I 型膜蛋白，它由含 344 个氨基酸的膜外区、含 19 个氨基酸的跨膜区和含 43 个氨基酸的胞内区组成[25]。RAGE 在神经元及胶质细胞、血管内皮细胞、单核细胞均有表达[26,27]。RAGE 除与 AGEs 结合外，Aβ 也是其重要配体。近年来研究表明，正常脑组织中仅极少量表达 RAGE，而在 AD 患者脑中，RAGE 表达明显上调。Aβ 能够显著上调脑内 RAGE 水平，通过 RAGE 信号转导途径引起神经元损伤[28]。另外，RAGE 可结合外周循环中的 Aβ，破坏血脑屏障，将其转运至脑中[29]。Tau 蛋白是一种微管相关蛋白，它与微管结合保持微管的稳定性。Tau 蛋白主要由苏氨酸、丝氨酸磷酸化来调节微管结合能力。在 AD 患者脑中，tau 蛋白发生过度磷酸化，聚集产生 NFTs，破坏神经元微管稳定性，损伤轴突转运，最后引起神经元死亡及认知能力损伤，因此异常磷酸化的 tau 蛋白是导致 AD 发生的关键分子[30]。Tau 蛋白的磷酸化主要由蛋白激酶和磷酸酯酶活性的调控，当磷酸酯酶被抑制或蛋白激酶被过度激活时，tau 蛋白发生过度磷酸化[31,32]。蛋白磷酸酯酶 2A（protein phosphatase 2A, PP2A）是调节 tau 蛋白磷酸化最重要的磷酸酯酶，其活性增强能抑制 tau 蛋白异常磷酸化[33]。胞浆内使 tau 磷酸化的蛋白激酶主要有糖原合成酶激酶 -3β（glycogen synthase kinase-3β, GSK-3β）、蛋白激酶 A（protein kinase A, PKA）、钙调蛋白激酶 II（calcium calmodulin-dependent protein kinase II, CaMK II）、有丝分裂原激活蛋白激酶（mitogen activated protein kinase, MAPK）[34]，其中 GSK 3β 在诱导 tau 蛋白磷酸化中起关键作用。Tau 蛋白除磷酸化修饰外，其异常糖基化修饰也能导致 tau 蛋白病变。Tau 蛋白某些糖基化位点与其磷酸化位点相同或相近，因此有假说认为，tau 蛋白 O-GlcNAc 糖基化修饰可能与磷酸化修饰之前存在调控或者直接竞争关系[35]。Tau 蛋白 O-GlcNAc 糖基化修饰由 O-GlcNAc 转移酶 OGT 调节。迄今为止，对于 GLP-1 受体激动剂是否能够影响 AGEs 导致的 tau 蛋白病变，以及 GSK-3β/

PP2A、OGT 是否参与其中，尚不清楚。

AGEs 与其受体 RAGE 结合能够促进活性氧簇（reactive oxygen species, ROS）的产生对机体造成生物损伤[36,37]，是其导致 AD 发生的另一重要环节。线粒体作为细胞内 ROS 的主要来源，当氧化应激发生时，线粒体也是 ROS 攻击的首要靶标。在 AGEs/RAGE/ROS 作用下，较高浓度的氧自由基使线粒体发生损伤，而受损的线粒体又会加剧氧自由基的产生，二者相互加强，循环促进，最终导致神经元凋亡[38]。线粒体功能障碍是 AD 最早出现和最主要的表现，有研究甚至提出假设称 AD 的发病机制为线粒体依赖性[39]。机体针对线粒体损伤进行自身保护主要有三条途径：一是线粒体的碱基切除修复机制；二是抗氧化系统，通过各种抗氧化酶类清除自由基；三是通过线粒体生物发生维持线粒体的正常数目及功能。GLP-1 受体激动剂是否能够抗 AGEs 导致的氧化应激发生尚未见研究报道。

二、研究意义、目的和内容

综上所述，AGEs 广泛分布在糖尿病患者病变组织和 AD 患者脑部，提示 AGEs 可能是诱发糖尿病相关 AD 发生发展的重要分子。GLP-1 是治疗糖尿病的理想药物分子，而且在糖尿病并发症的治疗方面具有很高的应用前景，其受体在神经细胞广泛分布，能够透过血脑屏障与其受体结合发挥神经保护作用。本课题组在前期研究中发现 GLP-1 或其受体激动剂能显著改善糖尿病相关中枢神经系统损伤大鼠/细胞模型的病变，促使神经元抵抗高糖所造成的细胞毒性[40]，但是其具体作用途径及机制急需进一步阐明。

基于以上理论基础和前期研究，本研究将系统考察外源性 AGEs 和 GLP-1 类药物对神经元细胞 tau 蛋白糖基化修饰和 tau 蛋白磷酸化修饰的作用及机制，探讨 GLP-1 类药物抗 AGEs 导致的神经细胞氧化应激的作用和机制；同时，采用尾静脉注射方式研究外周循环系统 AGEs 对小鼠脑部 tau 蛋白和氧化应激的影响以及 GLP-1 类似物的干预作用。在已建立相关细胞、动物模型基础上，阐明蛋白激酶 GSK-3β/磷酸酯酶 PP2A 在 GLP-1 抗神经细胞 tau 病变的分子途径中的关键作用，同时探讨线粒体生物发生在 GLP-1 抗神经细胞氧化应激的重要作用。该研究为阐明 GLP-1 类药物防治糖尿病相关 AD 的作用机制，治疗糖尿病相关 AD 的潜在靶点研究提供实验依据。

参考文献

[1] Takeda S, Sato N, Uchio-Yamada K, et al. Diabetes-accelerated memory dysfunction via cerebrovascular inflammation and Abeta deposition in an Alzheimer mouse model

with diabetes[J]. Proc Natl Acad Sci U S A, 2010, 107(15):7036-7041.

[2] Profenno LA, Porsteinsson AP, Faraone SV. Meta-analysis of Alzheimer's disease risk with obesity, diabetes, and related disorders[J]. Biol Psychiatry, 2010, 67(6): 505-512.

[3] Frisardi V, Solfrizzi V, Seripa D, *et al*. Metabolic-cognitive syndrome: a cross-talk between metabolic syndrome and Alzheimer's disease[J]. Ageing Res Rev, 2010, 9(4):399-417.

[4] Ott A, Stolk RP, van Harskamp F, *et al*. Diabetes mellitus and the risk of dementia: The Rotterdam Study[J]. Neurology, 1999, 53(9):1937-1942.

[5] Rönnemaa E, Zethelius B, Sundelöf J, *et al*. Impaired insulin secretion increases the risk of Alzheimer disease[J]. Neurology, 2008, 30;71(14):1065-1071.

[6] Kroner Z. The relationship between Alzheimer's disease and diabetes: Type 3 diabetes?[J]. Altern Med Rev, 2009, 14(4):373-379.

[7] Gao MM, Tian H, Ma C, *et al*. Expression, purification, and C-terminal site-specific PEGylation of cysteine-mutated glucagon-like peptide-1[J]. Appl Biochem Biotechnol, 2010, 162(1):155-165.

[8] Hamilton A, Hölscher C. Receptors for the incretin glucagon-like peptide-1 are expressed on neurons in the central nervous system[J]. Neuroreport, 2009, 20(13):1161-1166.

[9] Kastin AJ, Akerstrom V. Entry of exendin-4 into brain is rapid but may be limited at high doses[J]. Int J Obes Relat Metab Disord, 2003, 27(3):313-318.

[10] Perry T, Lahiri DK, Sambamurti K, *et al*. Glucagon-like peptide-1 decreases endogenous amyloid-β peptide (Aβ) levels and protects hippocampal neurons from death induced by Aβ and iron[J]. J NEUROSCI RES, 2003, 72(5): 603-612.

[11] Perry T, Greig N H. Enhancing Central Nervous System Endogenous GLP-1 Receptor Pathways for Intervention in Alzheimer's Disease[J]. CURR ALZHEIMER RES, 2005, 2(3): 377-385.

[12] Li Y, Perry T, Kindy MS, *et al*. GLP-1 receptor stimulation preserves primary cortical and dopaminergic neurons in cellular and rodent models of stroke and Parkinsonism[J]. P NATL ACAD SCI USA, 2009, 106(4): 1285-1290.

[13] McClean PL, Parthsarathy V, Faivre E, *et al*. The diabetes drug liraglutide prevents degenerative processes in a mouse model of Alzheimer's disease[J]. J Neurosci, 2011, 31(17):6587-6594.

[14] Srikanth V, Maczurek A, Phan T, *et al*. Advanced glycation endproducts and their

receptor RAGE in Alzheimer's disease[J]. Neurobiol Aging, 2011, 32(5):763-777.

[15] Grillo MA, Colombatto S. Advanced glycation end-products (AGEs): involvement in aging and in neurodegenerative diseases[J]. Amino Acids, 2008, 35:29-36.

[16] Yamagishi S, Ueda S, Okuda S. Food-derived advanced glycation end products (AGEs): a novel therapeutic target for various disorders[J]. Curr Pharm, 2007, 13:2832-2836.

[17] Holscher C. Development of beta-amyloid-induced neurodegeneration in Alzheimer's disease and novel neuroprotective strategies[J]. Rev Neurosci, 2005, 16(3): 181-212.

[18] Querfurth HW, LaFerla FM. Alzheimer's disease[J]. N Eng J Med, 2010, 362 (4): 329-344.

[19] Sato T, Shimogaito N, Wu X, et al. Toxic advanced glycation end products (TAGE) theory in Alzheimer's disease[J]. Alzheimers Dis, 2006, 21:197-208.

[20] Sasaki N, Toki S, Chowei H, et al. Immunohistoche-mical distribution of the receptor for advanced glycation end products in neurons and atrocities in Alzheimer's disease[J]. Brain Res, 2001, 88(2):256-262.

[21] Richter T, Münch G, Lüth HJ, et al. Immunochemical crossreactivity of antibodies specific for "advanced glycation endproducts" with "advanced lipoxidation endproducts" [J]. Neurobiol Aging, 2005, 26(4):465-474.

[22] Ko SY, Lin YP, Lin YS, et al. Advanced glycation end products enhance amyloid precursor protein expression by inducing reactive oxygen species[J]. Free Radic Biol Med, 2010，49:474-480.

[23] Münch G, Mayer S, Michaelis J, et al. Influence of advanced glycation end-products and AGE-inhibitors on nucleation-dependent polymerization of beta-amyloid peptide[J]. Biochim Biophys Acta, 1997, 1360:17-29.

[24] Alexiou P, Chatzopoulou M, Pegklidou K, et al. RAGE: a multi-ligand receptor unveiling novel insights in health and disease[J]. Curr Med Chem, 2010, 17: 2232-2252.

[25] Neeper M, Schmidt AM, Brett J, et al. Cloning and expression of a cell surface receptor for advanced glycosylation end products of proteins[J]. J Biol Chem, 1992, 267:14998-15004.

[26] Deane RJ. Is RAGE still a therapeutic target for Alzheimer's disease?[J]. Future Med Chem, 2012, 4(7):915-925.

[27] Fritz G. RAGE: a single receptor fits multiple ligands[J]. Trends Biochem Sci, 2011,

36(12):625-632.

[28] Slowik A, Merres J, Elfgen A, *et al*. Involvement of formyl peptide receptors in receptor for advanced glycation end products (RAGE)--and amyloid beta 1-42-induced signal transduction in glial cells[J]. Mol Neurodegener, 2012, 7:55.

[29] Deane R, Singh I, Sagare AP, *et al*. A multimodal RAGE-specific inhibitor reduces amyloid β-mediated brain disorder in a mouse model of Alzheimer disease[J]. J Clin Invest, 2012, 122(4):1377-1392.

[30] Hanger DP, Anderton BH, Noble W. Tau phosphorylation: the therapeutic challenge for neurodegenerative disease[J]. Trends Mol Med, 2009, 15(3): 112-119.

[31] Iqbal K, Alonso Adel C, Chen S, *et al*. Tau pathology in Alzheimer disease and other tauopathies[J]. Biochim Biophys Acta, 2005,1739(2-3):198-210.

[32] Liu GP, Zhang Y, Yao XQ, *et al*. Activation of glycogen synthase kinase-3 inhibits protein phosphatase-2A and the underlying mechanisms[J]. Neurobiol Aging, 2008,29(9):1348-1358.

[33] Liu F, Grundke-Iqbal I, Iqbal K, *et al*. Contributions of protein phosphatases PP1, PP2A, PP2B and PP5 to the regulation of tau phosphorylation[J]. Eur J Neurosci, 2005,22(8):1942-1950.

[34] Iqbal K, Liu F, Gong CX, *et al*. Mechanisms of tau-induced neurodegeneration[J]. Acta Neuropathol, 2009,118(1):53-69.

[35] Liu F, Shi J, Tanimukai H, *et al*. Reduced O-GlcNAcylation links lower brain glucose metabolism and tau pathology in Alzheimer's disease[J]. Brain, 2009, 132:1820-1832.

[36] Cottalasso D, Marinari UM, Pronzato MA, *et al*. Central role of PKCdelta in glycoxidation-dependent apoptosis of human neurons[J]. Free Radic Biol Med, 2005, 38: 846-856.

[37] Li XH, Lv BL, Xie JZ, *et al*. AGEs induce Alzheimer-like tau pathology and memory deficit via RAGE-mediated GSK-3 activation[J]. Neurobiol Aging, 2012, 33(7):1400-1410.

[38] Prasanthi JR, Dasari B, Marwarha G, *et al*. Caffeine protects against oxidative stress and Alzheimer's disease-like pathology in rabbit hippocampus induced by cholesterol-enriched diet[J]. Free Radic Biol Med, 2010, 49(7):1212-1220.

[39] Swerdlow RH, Khan SM. The Alzheimer's disease mitochondrial cascade hypothesis: an update[J]. Exp Neurol, 2009, 218(2):308-315.

[40] Chen S, Liu AR, An FM *et al*. Amelioration of neurodegenerative changes in

cellular and rat models of diabetes-related Alzheimer's disease by exendin-4[J]. Age (Dordr), 2012, 34(5):1211-1224.

第二节　GLP-1RA 对 AD 的干预作用研究

糖尿病是 AD 发生的重要致病因素，AD 甚至被称为 "3 型糖尿病"。但是，目前对糖尿病相关 AD 发生的具体机制尚不清楚，缺乏行之有效的防治手段。GLP-1 是治疗糖尿病的理想药物分子，GLP-1 受体在神经细胞表面也有分布，近年来研究表明 GLP-1 受体激动剂具有神经保护作用。晚期糖化终产物 AGEs 被发现广泛分布在糖尿病患者病变系统及 AD 患者脑内，提示其可能是联系糖尿病和 AD 的重要因素。tau 蛋白病变及氧化应激是介导 AGEs 作用的两个重要环节，对于此，GLP-1RA 是否能够发挥保护作用尚无报道。本研究基于体外制备的 AGEs，建立动物和细胞模型，并在此基础上明确 GLP-1RA 对 AGEs 导致 tau 蛋白病变和氧化应激的作用。

一、GLP-RA 对 AGEs 致神经细胞 tau 蛋白糖基化及磷酸化水平变化的作用

1　材料、试剂与仪器

1.1　材料

PC12 细胞株	购自 ATCC
Wistar 大鼠（孕 18 d）	扬州大学比较医学中心

1.2　试剂

1.2.1　试剂

DMEM 高糖培养基	Gibco
新生牛血清 FCS	Gibco
Neurobasal Medium	Gibco
B-27 supplement	Gibco
glycoaldehyde-BSA	Merck

胎牛血清 FBS	Clark
胰蛋白酶 1∶250	Biosharp
HEPES	Sigma
链霉素钠	上海生工生物工程有限公司
氨苄西林	上海生工生物工程有限公司
EDTA-2Na	Sigma
噻唑蓝 MTT	Sigma
exendin-4	上海吉尔生化有限公司
GLP-1	上海吉尔生化有限公司
牛血清白蛋白	Biosharp
p-Tau Antibody (Thr 205)	Santa Cruz
p-Tau Antibody (Ser 396)	Santa Cruz
p-Tau Antibody (Thr 181)	Cell Signaling Technology
Tau(46) Antibody	Cell Signaling Technology
β-actin Antibody	Cell Signaling Technology
O-GlcNAc (CTD110.6)	Cell Signaling Technology
anti-rabbit IgG, HRP-linked antibody	Cell Signaling Technology
anti-mouse IgG, H RP-linked antibody	Cell Signaling Technology
protein a/g plus agarose	Santa Cruz
ECL 化学发光试剂	Millpore
PVDF 膜	Millpore
BCA 蛋白浓度测定试剂盒	碧云天生物技术研究所
Western 及 IP 细胞裂解液	碧云天生物技术研究所
Western 一抗稀释液	碧云天生物技术研究所
免疫染色固定液	碧云天生物技术研究所

蛋白酶抑制剂	Biovision
磷酸酶抑制剂	Biovision
Poly-D-lysine	碧云天生物技术研究所
蛋白预染 marker	Thermo
TEMED	Sigma

其他试剂均为国产分析纯

1.2.2　溶液配制

1）0.01M PBS 缓冲液（pH 7.2）：准确称量 8.0 g NaCl、0.2 g KCl、3.63 g Na$_2$HPO$_4$•12H$_2$O、0.2 g KH$_2$PO$_4$ 于双蒸水中溶解，定容至 1 L，高压蒸汽灭菌，4 ℃ 保存。

2）0.2M PBS 缓冲液（pH 7.4）：准确称量 80.0 g NaCl、2.0 g KCl，36.3 g Na$_2$HPO$_4$•12H$_2$O、2.4 g KH$_2$PO$_4$ 于双蒸水中溶解，定容至 500 mL，高压蒸汽灭菌，4 ℃ 保存。

3）0.25 % 胰酶溶液：准确称取 0.25 g 胰酶，0.02 g EDTA-2Na 于 0.01M PBS 中溶解后，定容至 100 mL，在超净工作台中用 0.22 μm 微孔滤器过滤除菌，4 ℃ 保存。

4）DMEM（高糖）基础培养基：DMEM（高糖）培养基干粉一袋、碳酸氢钠 3.7 g、氨苄西林 0.06 g、链霉素钠 0.1 g 于双蒸水中溶解，定容至 1 L，在超净工作台中用 0.22 μm 微孔滤器过滤除菌，4℃ 保存。

5）50 μg/mL PDL 溶液：吸取 180 μLPDL 母液（5 mg/mL），加入 18 mL 0.01M PBS，充分混匀，在超净工作台中用 0.22 μm 微孔滤器过滤除菌，分装 1 mL/ 支，-20 ℃ 保存。

6）0.5 mM L- 谷氨酰胺溶液：准确称取 0.0731 g L- 谷氨酰胺于 10 mL 0.01M PBS 中充分溶解，在超净工作台中用 0.22 μm 微孔滤器过滤除菌，分装 1 mL/ 支，-20 ℃ 保存。

7）四甲基偶氮唑盐（MTT）工作液：准确称取 0.05 g MTT 溶于 10 mL 0.01M PBS 中，过滤除去不溶杂质，4 ℃ 避光保存，保存期限 2 周。

8）SDS-PAGE 胶：

（1）30% 聚丙烯酰胺溶液：准确称取丙烯酰胺 29.0 g，甲叉丙烯酰胺 1.0 g 溶于双蒸水中，定容至 100 mL，4 ℃ 避光保存。

（2）1.5 M Tris-HCl (pH 8.8)：准确称取 18.2 g Tris，溶于 50 mL 双蒸水中，缓慢滴加浓盐酸调节 pH 至 8.8，冷却后定容至 100 mL，4℃ 保存。

（3）1.0 M Tris-HCl (pH 6.8)：准确称取 12.1 g Tris，溶于 50 mL 双蒸水中，

缓慢滴加浓盐酸调节 pH 至 6.8，冷却后定容至 100 mL，4℃ 保存。

（4）10% SDS：准确称取 1.0 g SDS，溶于 10 mL 双蒸水中，分装，-20 ℃ 保存。

（5）10% APS：准确称取 1.0 g 过硫酸铵，溶于 10 mL 双蒸水中，分装，-20 ℃ 保存。

9）电泳和 Western blot 缓冲液：

（1）5× 电泳缓冲液：准确称取 15.1g Tris 碱，94.0 g 甘氨酸，5.0g SDS 溶于双蒸水中，定容至 1000 mL，室温保存。

（2）5× SDS Loading Buffer：依次吸取 1.0M Tris-HCl (pH 6.8) 0.6 mL，50% 甘油 5 mL，10% SDS 2 mL，β- 巯基乙醇 0.5 mL，1% 溴酚蓝溶液 1 mL，双蒸水 0.9 mL，充分混匀，4℃ 保存。

（3）转膜缓冲液：准确称取 2.91 g Tris 碱，14.41 g 甘氨酸溶于双蒸水中，定容至 1000 mL，室温保存。

（4）10× TBS 缓冲液：准确称取 80 g NaCl，2 g KCl，30 g Tris 碱溶于双蒸水中，调节 pH 至 7.4，定容至 1000 mL，室温保存。

（5）TBST 缓冲液：量取 50 mL 10× TBS 缓冲液，加入双蒸水至 500 mL，并加入 250 μL Tween-20（使其浓度达到 0.1%），充分混匀，现用现配。

（6）封闭液：准确称取 1.5 g BSA，溶于 50 mL TBST 缓冲液中，-20℃ 保存。

1.3 仪器

相差显微镜	Motic
激光共聚焦扫描显微镜	Olympus
Multiskan 全波长酶标仪	Thermo
PHS-25 数显 pH 计	上海精密科学仪器有限公司
电热恒温水浴锅	江苏省医疗器材厂
CO_2 细胞培养箱	Thermo Forma
立式压力蒸汽灭菌器	上海申安医疗器械厂
超净工作台	苏净集团安泰公司
稳流稳压电泳仪	Tanon
半干式转膜仪	北京六一仪器厂
高速冷冻离心机	湖南湘仪离心机仪器有限公司
TDL80-2B 台式低速离心机	上海安亭科学仪器厂

BS110S 电子分析天平	北京赛多利斯仪器系统有限公司
GH6000 隔水式培养箱	天津泰斯特仪器有限公司
85-1 型磁力搅拌器	上海司乐仪器厂
垂直型电泳槽	Bio-Rad
液氮生物容器	四川亚西橡塑机器有限公司
ChemiDOCTM XRS+ 分子成像系统	Bio-Rad
Mylab 酶标板摇床	Seoulin Bioscience

2　实验方法

2.1　原代海马神经元的分离、纯化、培养[1]

（1）种植培养基：DMEM（高糖）+ 10% FBS。

（2）维持培养基：Neurobasal + 2% B-27 + 0.5 mmol/L 谷氨酰胺。

（3）包被六孔板。每孔加入 1 mL 50 μg/mL PDL 溶液，3 h 后吸出，放于细胞培养箱过夜晾干。次日采用无菌 PBS 溶液洗涤细胞板 3 次，置于细胞培养箱晾干待用。

（4）选择 E18d 大鼠，10% 水合氯醛溶液麻醉，75% 酒精全身消毒。

（5）大鼠置于冰袋上，剖腹取胎鼠，置于无菌预冷的 PBS 溶液中。

（6）无菌条件下剪开胎鼠头皮、颅骨，以脑中线为起点，仔细拨开大脑颞叶皮层，暴露出海马区域，弯头镊夹出海马组织，充分剪碎组织，置于种植培养基中，以供给大脑代谢，血清可以抑制神经元凋亡。

（7）4 mL 0.125% 胰酶溶液消化 5 min。

（8）加入同体积种植培养基终止消化，轻柔吹打成为单细胞悬液，过 200 目筛网，滤除未完全消化的组织、碎片。

（9）将单细胞悬液转移至离心管，以 1000 rpm 离心 5 min，弃去上清，用种植培养基重悬细胞。

（10）细胞计数，铺板，细胞密度为 9×10^5 个 / 孔，置于 37 ℃、含 5% CO_2 细胞培养箱中培养，8 h 细胞贴壁后换维持培养基。

（11）每 2~3 d 换一次液，至第 7~8 天，海马神经元已基本成熟待用。

2.2　传代细胞的培养

2.2.1　PC12 细胞的复苏

（1）从液氮罐中迅速取出冻存管。

（2）立即放入 37 ℃水浴中，于 1 min 内使其完全融化，然后在超净台内无菌状态下取出细胞，转移至离心管中，缓慢滴加培养基至 6~8 mL，1000 rpm 离心 5 min。

（3）弃去上清液，加入 2 mL 新鲜培养液，吹匀，转移入培养瓶中，补加新鲜培养液至 8 mL，置于 37 ℃、含 5% CO₂ 细胞培养箱中培养，次日细胞成单层贴壁状态时，更换一次培养液。继续培养，观察生长情况，每 3d 传代一次。

2.2.2　PC12 细胞的冻存

（1）选择处于对数生长期的细胞，用 1 mL 0.25% 胰酶消化 1 min，弃去消化液，加入 3 mL 新鲜培养液终止消化。用吸管轻轻、反复吹打细胞，使其成为均匀分散的细胞悬液。将细胞收集于离心管中，1000 rpm 离心 5 min。

（2）弃去上清液，加入预冷的细胞冻存液，轻轻吹打，使细胞混匀，细胞浓度为 1×10^6~4×10^6 个 /mL 间。

（3）将上述细胞分装于冻存管中，标记好细胞名称，代数和冻存日期。

（4）将冻存管置于 4 ℃ 0.5 h，-20 ℃ 2 h，液氮口悬放过夜，次日转入液氮罐深处。

2.3　AGEs 致神经元损伤细胞模型的建立及药物的干预

2.3.1　AGEs（glucose-BSA）的制备 [2]

牛血清白蛋白（BSA，50 mg/mL）与 D- 葡萄糖（0.5 M）溶于 PBS 溶液（0.2 M，pH 7.4），在超净工作台中用 0.22 μm 微孔滤器过滤除菌，37 ℃ 培养箱中共孵育制备 AGE-BSA，同时设置不含 D- 葡萄糖的 BSA 空白对照组。90d 后，置于 Mw 8000~14000 透析袋中，0.01 M PBS 透析 48h 除去游离葡萄糖，分装 1 mL/ 支，-80 ℃ 保存待用。

2.3.2　MTT 法检测不同来源 AGEs 对神经细胞的损伤

（1）PC12 细胞生长至指数生长期，以 3×10^4 /mL 密度接种于 96 孔板（每孔 100μL），在 37 ℃，5% CO₂ 及饱和湿度条件下培养 24 h。

（2）建模时间及浓度考察：分别加入 glycoaldehyde-BSA（10、50、100、500、1000 μg/mL）与细胞共孵育 24 h；glucose-BSA（50、100、200、500、1000 μg/mL）与细胞共孵育 24h、48 h。每浓度设置 6 个复孔，同时设置空白对照组。

（3）每孔加入 10% 培养基终体积的 MTT 溶液，37 ℃ 孵育 4 h，弃上清，每孔加入 150 μL DMSO，置摇床上低速振荡 10 min，使结晶物充分溶解。置酶标仪中以 570 nm 为检测波长，630 nm 为参比波长测定各孔的 OD 值。

2.3.3　MTT 法检测 GLP-1RA 对 AGEs 致 PC12 损伤的影响

含一定浓度 AGEs 的培养基与 PC12 细胞共孵育一定时间导致细胞损伤，

而采用 GLP-1 及其类似物干预的实验组 PC12 细胞同时分别与 100 nM GLP-1、exendin-4 共孵育，MTT 法检测各实验组细胞损伤情况。

MTT 具体实验方法同本节实验方法 2.3.2。

2.4　Western blot 检测神经元 tau 蛋白过度磷酸化水平

2.4.1　Western blot 检测不同浓度 AGEs 导致的原代海马神经元 tau 蛋白磷酸化水平变化

将培养 8d 已成熟的原代海马神经元分为空白组：原代海马神经元细胞；模型组：AGEs+ 原代海马神经元细胞。浓度考察：弃去旧培养基后，模型组中分别加入 AGEs（ 50，100，200 μg/mL ）或对照物 BSA 与细胞共孵育 24h 后提取细胞总蛋白，Western blot 检测各实验组细胞 tau 蛋白 Thr205 位点磷酸化水平。

具体方法：

第一步：提取蛋白

1）弃掉 6 孔板中培养基，每孔加入 1 mL 预冷的 PBS 洗涤 2 次，充分弃去 PBS 后，将 6 孔板置于冰上，每孔加入 100 μL 含有磷酸酶抑制剂和蛋白酶抑制剂的 RIPA 裂解液，细胞刮刀轻轻刮下细胞，移液器收集细胞碎片和裂解液，转移至 1.5 mL 离心管中。整个过程在冰上快速进行。

2）冰上裂解 30 min，每 5 min 将离心管充分涡旋震荡。

3）4 ℃ 下 12000 rpm 离心 5 min。

4）离心后小心吸取上清转移至提前预冷的 1.5 mL 离心管中，可保存于 -80 ℃。

5）BCA 方法测定蛋白含量。

（1）将蛋白样品稀释 10 倍（样品各取 2μL，与 18 μL PBS 混合稀释）。

（2）取蛋白标准配置液（PBS）加入蛋白标准品（20 mg BSA）中，充分溶解后配制成 25 mg/mL 的蛋白标准溶液，配置后分装，-20 ℃ 保存。

（3）稀释蛋白标准溶液至 0.5 mg/mL。

（4）BCA 试剂 A 与 B 按照 1：50 比例，充分涡旋混匀，配成 BCA 工作液。

（5）标准品按照 0、1、2、4、8、12、16、20 μL 加入酶标板中，每孔加入 PBS 补足 20 μL。

（6）设置待测样品蛋白组，每组 3 复孔，每孔加入待测蛋白 2 μL，PBS 补足 20μL。

（7）每孔中加入 200 μL BCA 工作液，37 ℃ 放置 20~30 min。

（8）酶标仪测定 OD_{562} 值。

（9）根据标准蛋白浓度和其相应的 OD 值计算直线回归方程。而后再根据蛋白样品 OD 值，代入回归方程计算出样品的蛋白浓度。

6）加入一定量的 $1 \times$ PBS 将不同样品的总蛋白质浓度调整至同样水平。

7）样品中加入 1/4 总体积的 $5 \times$ SDS 上样缓冲液，充分混匀后沸水浴 5 min，即为制备好的上样液，保存于 -20 ℃。

第二步：Western blot

1）制胶：配制 10%~12% 分离胶，夹紧固定电泳玻板，灌入分离胶至短玻板的 2/3 处，上层水封，使其表层平整；室温静置 20 min 即聚合基本完成，倒掉双蒸水，用吸水纸尽可能吸干凝胶顶端液体，再加入 5% 浓缩胶灌完后，立即插入洁净的梳子，垂直放置于室温，聚合完成后拔出梳子。

（1）10% 分离胶（10 mL）：依次吸取 H_2O 2.7 mL，30% Acr-Bis（29∶1）3.3 mL、1M Tris-HCl（pH 8.8）3.8 mL、10% SDS 0.1 mL、10% APS 0.1 mL、TEMED 4 μL，混匀，制胶。

（2）12% 分离胶（10 mL）：依次吸取 H_2O 3.2 mL，30% Acr-Bis （29∶1）4 mL，1.5 M Tris-HCl（pH 8.8）2.6 mL，10% SDS 0.1 mL，10% APS 0.1 mL，TEMED 4 μL，混匀，制胶。

（3）5% 浓缩胶 （4 mL）：依次吸取 H_2O 2.7 mL，30% Acr-Bis（29∶1）0.67 mL、1 M Tris-HCl（pH 6.8）0.5 mL、10% SDS 0.04 mL、10% 过硫酸铵 0.04 mL、TEMED 4 μL，混匀，制胶。

2）上样：待胶凝固以后，放入电泳槽中固定，里外槽各加入适量的电泳缓冲液，20 μg/ 孔加入已处理好的蛋白样品及预染蛋白 marker。

3）电泳：接通电源，样品在浓缩胶中泳动时电压为 80 V，当溴酚蓝进入分离胶后，将电压增至 100V，继续电泳直到溴酚蓝接近分离胶底部，切断电源。

4）转膜：将聚丙烯酰胺凝胶从玻璃板上剥离，根据蛋白 marker 指示切取目标蛋白所在的凝胶，并剪裁同样大小的 PVDF 膜和四张滤纸，PVDF 膜用甲醇活化 5 s，然后将胶、膜、滤纸在转膜缓冲液中浸泡 10 min；按"两层滤纸—胶—膜—两层滤纸"的顺序制作夹心，胶靠近负极，膜靠近正极。用玻棒小心赶走气泡，采用半干式转膜，恒流转膜 1.5 h。

5）封闭：转膜后的 PVDF 膜用 TBST 溶液洗涤 3 次，每次 5 min，放入含 5% BSA 的 TBST 溶液中，摇床 37℃ 孵育 2 h，以封闭膜上的非特异结合位点。

6）孵育一抗：封闭后的膜用 TBST 溶液洗涤 5 次，每次 5 min，加入一抗（按一定比例稀释），4 ℃ 孵育过夜。

7）孵育二抗：TBST 溶液洗膜 5 次，每次 5 min；加入酶标二抗（按一定比例稀释），室温孵育 1 h。孵育结束后，TBST 溶液洗膜 5 次，每次 5 min。

8）ECL 显色：ECL 发光底物 A 液和 B 液 1∶1 混合，加在 PVDF 膜上，用凝胶成像系统拍照成像。

9）Western blot 数据分析：目的蛋白的灰度值除以内参的灰度值以校正误差，所得结果代表某样品的目的蛋白相对含量。

2.4.2　检测 GLP-1RA 对 AGEs 致原代海马神经元 tau 异常磷酸化的影响

采用 100 μg/mL AGEs 损伤原代海马神经元，建立细胞模型。药物干预的实验组神经元同时分别与浓度 100 nM 的 GLP-1、exendin-4 共孵育 24 h，Western blot、免疫荧光法检测各实验组细胞 tau 过度磷酸化情况。

Western blot 具体实验方法同本节实验方法 2.4.1 第一步及第二步。

2.4.3　检测 GLP-1RA 对 AGEs 致 PC12 细胞 tau 异常磷酸化的影响

采用 500 μg/mL AGEs 损伤 PC12 细胞，建立细胞模型。药物干预的实验组神经元同时分别与浓度 100 nM 的 GLP-1、exendin-4 共孵育 48 h，Western blot 检测各实验组细胞 tau 蛋白 Thr181 位点、Ser396 位点过度磷酸化情况。

Western blot 具体实验方法同本节实验方法 2.4.1 第一步及第二步。

2.5　检测 GLP-1RA 对 AGEs 致 PC12 神经细胞 tau 蛋白糖基化水平变化

2.5.1　GLP-1RA 对 AGEs 致 PC12 神经细胞总蛋白糖基化水平影响的检测

采用 500 μg/mL AGEs 损伤 PC12 细胞，建立细胞模型。药物干预的实验组神经元同时分别与浓度 100 nM 的 GLP-1、exendin-4（Ex-4）共孵育 48 h，Western blot 检测各实验组细胞总蛋白 O-GlcNAc 糖基化修饰水平变化。

Western blot 具体实验方法同本节实验方法 2.4.1 第一步及第二步。

2.5.2　GLP-1RA 对 AGEs 致 PC12 神经细胞 tau 蛋白糖基化水平影响的检测

采用 500 μg/mL AGEs 损伤 PC12 细胞，建立细胞模型。药物干预的实验组神经元同时分别与浓度 100 nM 的 GLP-1、Ex-4 共孵育 48 h。

（1）弃掉 6 孔板中培养基，每孔加入 1 mL 预冷的 PBS 洗涤 2 次，充分弃去 PBS 后，将 6 孔板置于冰上，每孔加入 100 μL 含有磷酸酶抑制剂和蛋白酶抑制剂的 RIPA 裂解液，细胞刮刀轻轻刮下细胞，移液器收集细胞碎片和裂解液，转移至 1.5 mL 离心管中。整个过程在冰上快速进行。

（2）冰上裂解 30 min，每 5 min 将离心管充分涡旋震荡。

（3）4 ℃下 12000 rpm 离心 5 min。

（4）离心后小心吸取上清转移至提前预冷的 1.5 mL 离心管中，可保存于 -80 ℃。

（5）BCA 方法测定蛋白含量，测定方法同本节实验方法 2.4.1 第一步。

（6）每支样品取少量裂解液以备 Western blot 分析，将不同样品的总蛋白质含量调整至同样水平。

（7）每支样品剩余裂解液加入 1 μL tau（46）抗体，于4°C摇床缓慢摇晃孵育1 h。

（8）每支样品加入 20 μL protein a/g plus agarose，于 4°C 摇床缓慢摇晃孵育过夜。

（9）免疫沉淀反应后，4 °C 2500 rpm 离心 5 min，将 protein a/g plus agarose 离心至管底，弃掉上清。

（10）Protein a/g plus agarose 用 1 mL RAPI 裂解缓冲液洗 3 次。

（11）每支样品中加入 60 μL 1×SDS 上样缓冲液，充分混匀后沸水浴 5 min，即为制备好的上样液，保存于 -20 °C。

（12）Western blot 检测各实验组 tau 蛋白 O-GlcNAc 糖基化修饰水平变化。

3　实验结果

3.1　不同来源的 AGEs 对神经细胞的损伤作用

如图 1-1 所示，采用不同浓度的羟乙醛 -BSA（10、50、100、500、1000 μg/mL）与 PC12 细胞共孵育 24 h，MTT 法检测细胞活性。结果表明，不同浓度的羟乙醛 -BSA 作用 PC12 细胞 24 h 后，细胞明显受损（$P < 0.05$），且具有浓度依赖性。

如图 1-2，采用不同浓度的葡萄糖 -BSA（50、100、200、500、1000 μg/mL）与 PC12 细胞共孵育 24 h，MTT 法检测细胞活性。结果表明，1000 μg/mL glucose-BSA 作用 PC12 细胞 24 h 后，细胞明显受损（$P < 0.05$）。

如图 1-3，采用不同浓度的葡萄糖 -BSA（50、100、200、500、1000 μg/mL）与 PC12 细胞共孵育 48 h，MTT 法检测细胞活性。结果表明，不同浓度的葡萄糖 -BSA 作用 PC12 细胞 48 h 后，细胞明显受损（$P < 0.05$）。

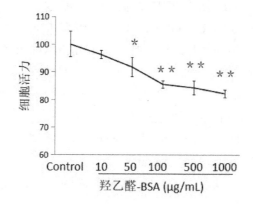

图 1-1　MTT 法检测不同浓度的羟乙醛 –BSA 作用 24 h 对 PC12 细胞存活的影响

（*P<0.05, **P<0.01 vs. Control）

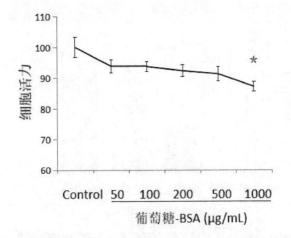

图 1-2 MTT 法检测不同浓度的葡萄糖 –BSA 作用 24 h 对 PC12 细胞存活的影响
(*$P<0.05$ vs. Control)

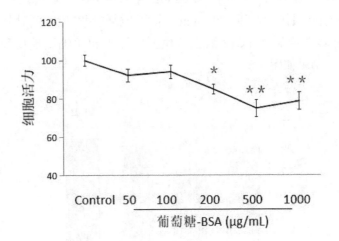

图 1-3 MTT 法检测不同浓度的葡萄糖 –BSA 作用 48 h 对 PC12 细胞存活的影响
(*$P<0.05$, **$P<0.01$ vs. Control)

3.2 GLP-1RA 对 AGEs 致 PC12 损伤的干预作用

根据图 1-1 结果所示，采用 100 μg/mL 羟乙醛 -BSA 与 PC12 细胞共孵育 24 h 能显著导致细胞损伤（**$P<0.01$），选择 100 μg/mL 作为造模使用浓度，同时分别与 100 nM 的 GLP-1、Ex-4 共孵育的 PC12 细胞与模型对照组相比细胞损伤程度显著降低（#$P<0.05$，##$P<0.01$），结果如图 1-4。

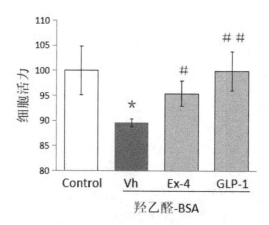

图 1-4　Exendin-4/GLP-1 对羟乙醛 -BSA 导致的 PC12 细胞损伤的保护作用

（*P<0.05 vs. Control; #P<0.05, ## P<0.01 vs. 羟乙醛 -BSA)

根据图 1-3 结果所示，采用 500 μg/mL 葡萄糖 -BSA 与 PC12 细胞共孵育 48 h 能显著导致细胞损伤，选择 500 μg/mL 作为造模使用浓度，同时分别与 100 nM 的 GLP-1、Ex-4 共孵育的 PC12 细胞与模型对照组相比细胞损伤程度显著降低（##P<0.01），结果如图 1-5。

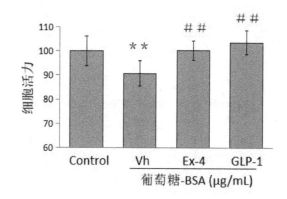

图 1-5　Exendin-4/GLP-1 对葡萄糖 -BSA 导致的 PC12 细胞损伤的保护作用

（**P<0.01 vs. Control; ##P<0.01 vs. 葡萄糖 -BSA)

由于人血中血清白蛋白含量丰富，容易在高糖条件下修饰生成 AGEs，为了更为准确的复制体内 AGEs 致糖尿病相关 AD 的发生过程，在后续试验中，最终确定采用葡萄糖与血清白蛋白恒温缓慢反应的方式制备的葡萄糖 -BSA 作为实验所用 AGEs。

3.3　不同浓度 AGEs 对原代海马神经元 tau 蛋白异常磷酸化的影响

异常磷酸化的 tau 蛋白分子聚集形成螺旋样纤维（paired helical filament, PHF）及神经原纤维缠结（neurofibrillary tangles, NFTs）是 AD 的主要病理特征，能破坏神经元微管稳定性，损伤轴突转运，最后引起神经元死亡及认知能力损伤，因此异常磷酸化的 tau 蛋白是导致 AD 发生的关键分子。

第 8 天待原代海马神经元成熟后，采用不同浓度 0 μg/mL、50 μg/mL、100 μg/mL、200 μg/mL AGEs 与原代海马神经元细胞共孵育 24 h，提取细胞总蛋白，Western blot 检测各实验组 tau 蛋白总量及磷酸化情况。如图 1-6 所示，各实验组均显示有 Thr205-p-tau 表达，且 tau 磷酸化水平随着 AGEs 浓度升高而增多，具有浓度依赖性（$P<0.05$），但 tau 总蛋白含量没有明显增加，说明 AGEs 能够导致原代海马神经元 tau 蛋白异常磷酸化。

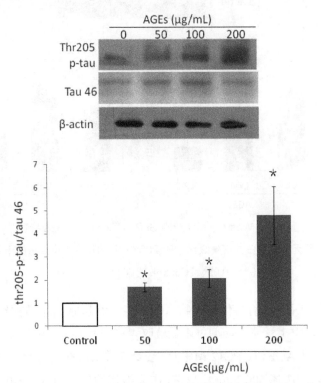

图 1-6　不同浓度的 AGEs 对原代海马神经元 tau 磷酸化的影响

（*$P<0.05$ vs. Control）

3.4　GLP-1RA 对 AGEs 致原代海马神经元 tau 蛋白异常磷酸化的影响

根据图 1-6，选择 100 μg/mL AGEs 作为损伤浓度，复制 AGEs 致原代海马神经元损伤模型并同时与 100 nM GLP-1、Ex-4 共孵育 24 h，提取细胞总蛋白，

Western blot 检测各实验组 tau 蛋白总量及磷酸化情况。实验结果如图 1-7 所示，GLP-1、Ex-4 均能显著调节 AGEs 引起的神经元 tau 蛋白多个位点（Thr205-p-tau、Thr181-p-tau）的异常磷酸化水平（$P<0.05$），对 tau 总蛋白含量没有明显增加作用，说明 GLP-1、exendin-4 能够改善 AGEs 导致的原代海马神经元 tau 蛋白 Thr205 位点、Thr181 位点异常磷酸化的病理改变。

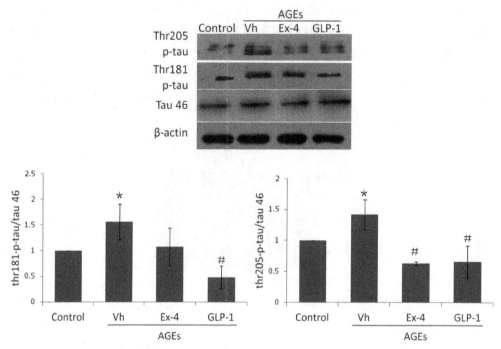

图 1-7 Western blot 检测 GLP-1/Ex-4 对 AGEs 导致

海马神经元 tau 蛋白异常磷酸化（Thr205 位点、Thr181 位点）的干预作用

（*$P<0.05$ vs. Control; #$P<0.05$ vs. AGEs）

以上结果说明，晚期糖化终产物 AGEs 能够引起原代海马神经元 tau 蛋白异常磷酸化，而 GLP-1 受体激动剂可以显著改善这种 tau 蛋白异常磷酸化水平。

3.5 GLP-1RA 对 AGEs 致 PC12 细胞 tau 蛋白异常磷酸化的影响

根据图 1-5，选择 500 μg/mL AGEs 作为损伤浓度，复制 AGEs 致 PC12 细胞损伤模型并同时与 100 nM GLP-1、Ex-4 共孵育 48 h，提取细胞总蛋白，Western blot 检测各实验组 tau 蛋白总量及磷酸化情况。实验结果如图 1-8 所示，GLP-1、Ex-4 均能显著调节 AGEs 引起的神经元 tau 蛋白多个位点（Ser396-p-tau、Thr181-p-tau）的异常磷酸化水平（$P<0.05$），对 tau 总蛋白含量没有明显增加作用，说明 GLP-1、exendin-4 能够改善 AGEs 导致的 PC12 细胞 tau 蛋白 Ser396 位点、Thr181 位点异常磷酸化的病理改变。

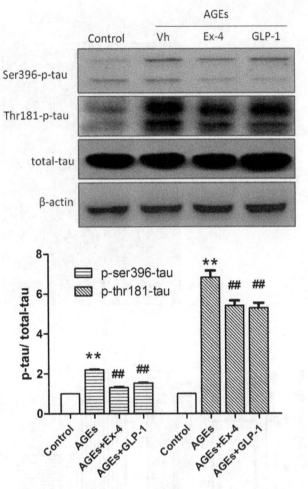

图 1-8　Western blot 检测 GLP-1/Ex-4 对 AGEs 致
PC12 细胞 tau 蛋白异常磷酸化（Ser396 位点、Thr205 位点）的干预作用
（**$P<0.01$ vs. Control; ##$P<0.01$ vs. AGEs）

　　研究结果说明，晚期糖化终产物 AGEs 能够引起 PC12 细胞 tau 蛋白异常磷酸化，而 GLP-1 受体激动剂可以显著改善这种 tau 蛋白异常磷酸化水平。

3.6　GLP-1RA 对 AGEs 致 PC12 细胞 tau 蛋白 O-GlcNAc 糖基化修饰水平的影响

　　选择 500 μg/mL AGEs 作为损伤浓度，复制 AGEs 致 PC12 细胞损伤模型并同时与 100 nM GLP-1、Ex-4 共孵育 48 h，提取细胞总蛋白，Western blot 检测各实验组总蛋白 O-GlcNAc 糖基化修饰水平。实验结果如图 1-9 所示，AGEs 导致 PC12 细胞总蛋白 O-GlcNAc 糖基化修饰水平升高，而 GLP-1、Ex-4 能够改善 AGEs 导致的 PC12 细胞总蛋白糖基化修饰水平（$P<0.05$）。

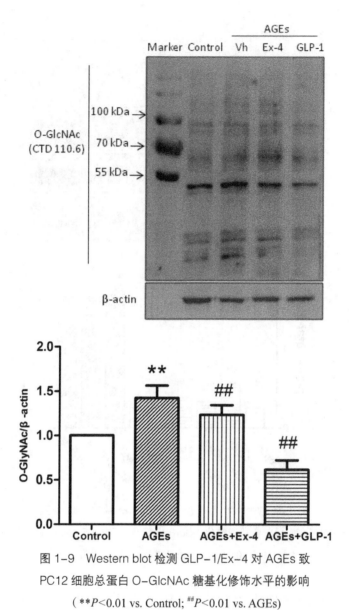

图 1-9 Western blot 检测 GLP-1/Ex-4 对 AGEs 致
PC12 细胞总蛋白 O-GlcNAc 糖基化修饰水平的影响
（**$P<0.01$ vs. Control; ##$P<0.01$ vs. AGEs）

选择 500 μg/mL AGEs 作为损伤浓度，复制 AGEs 致 PC12 细胞损伤模型并同时与 100 nM GLP-1、Ex-4 共孵育 48 h，提取细胞蛋白，Western blot 检测各实验组 tau 蛋白 O-GlcNAc 糖基化修饰水平。实验结果如图 1-10 所示，GLP-1、Ex-4 对 AGEs 损伤的 PC12 细胞 tau 蛋白糖基化修饰水平并无影响。

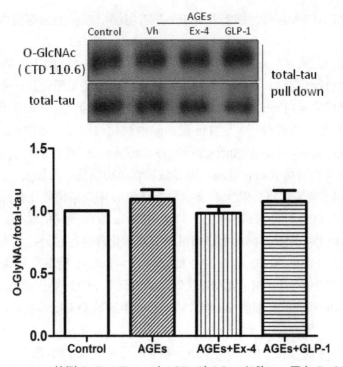

图 1-10　Western blot 检测 GLP-1/Ex-4 对 AGEs 致 PC12 细胞 tau 蛋白 O-GlcNAc 糖基化修饰水平的影响

以上结果说明，GLP-1/Ex-4 能够调节 AGEs 导致的 PC12 细胞总蛋白 O-GlcNAc 糖基化修饰水平的升高，但是对 tau 蛋白的糖基化修饰水平无影响。

4　讨论

AGEs 是在非酶促条件下，蛋白质与葡萄糖或其他还原糖的醛基通过 Maillard 系列反应产生的一组稳定、复杂的终末产物。AGEs 被发现广泛分布在糖尿病患者病变系统 [3] 及 AD 患者脑内 [4,5]，提示其可能是引起糖尿病并发 AD 的重要分子。正常机体内，AGEs 的产生非常缓慢，一般发生于某些长寿蛋白，如基质蛋白等。但是当体内糖浓度升高，如糖尿病环境下，AGEs 的生成就会明显增多 [6]。由于机体细胞内外糖类差异较大，因此产生的 AGEs 种类也较为复杂。细胞内 AGEs 主要由还原糖的衍生物，如甲基乙二醛、乙二醛等，与蛋白质快速发生 Maillard 反应而产生，它可通过直接交联作用影响细胞内蛋白 [7]。细胞外 AGEs 的产生主要是细胞外的蛋白质与葡萄糖发生反应，通过与 RAGE 结合，将信号传入细胞内对胞内蛋白产生影响 [8-10]。白蛋白在血液中含量丰富，很容易被糖基化修饰，并且在糖尿病患者体内，细胞外血糖浓度持续升高，因此，本章采用葡萄糖与 BSA 共孵育方式生成 AGEs 去探讨细胞外 AGEs 是否能够引起神经细胞胞内蛋白 AD 样病变。

神经原纤维缠结（neurofibrillary tangles, NFTs）是 AD 的主要病理特征，能破坏神经元微管稳定性，损伤轴突转运，最后引起神经元死亡及认知能力损伤。NTFs 由微管相关蛋白 tau 蛋白异常磷酸化聚集产生，因此异常磷酸化的 tau 蛋白是导致 AD 发生的关键分子[11]。Tau 蛋白除磷酸化修饰外，也能被 O 位 N- 乙酰葡萄糖胺（O-linked-N-acetylglucosamine, O-GlcNAc）糖基化修饰，tau 蛋白糖化位点位于 tau 蛋白与微管结合区域，可导致微管结构损伤，功能发生障碍[12]。Tau 蛋白 O-GlcNAc 糖基化修饰发生的丝氨酸与苏氨酸位点与磷酸化位点相同，有研究发现，tau 蛋白 O-GlcNAc 糖基化下调会增加 tau 蛋白磷酸化水平，因此有假说认为，tau 蛋白 O-GlcNAc 糖基化修饰可能与磷酸化修饰存在调控或者直接竞争关系[13]。目前，外源性 AGEs 是否会对 tau 蛋白 O-GlcNAc 糖基化修饰产生影响未见报道。本章实验采用 AGEs 处理原代海马神经元及 PC12 神经细胞，结果表明，外源性 AGEs 能够使神经细胞 tau 异常磷酸化，但对其 O-GlcNAc 糖基化修饰未有影响。

GLP-1RA 通过与其受体结合，促进胰岛 β 细胞增殖和分化，改善胰岛素敏感性，是治疗糖尿病的理想药物分子[14]，其受体在神经细胞表面也有分布[15]，可通过血脑屏障[16]，提示其具有保护神经功能。本课题组在前期已经发现，GLP-1RA 能够抵抗高糖 / 氧化应激导致的神经细胞损伤[17]，但对糖毒性效应分子 AGEs 导致的神经损伤是否同样具有抵抗作用尚不明确。本实验在建立 AGEs 致神经细胞损伤模型基础上，采用 GLP-1R 激动剂进行干预，细胞毒性实验结果显示 GLP-1 及其类似物均能显著缓解 AGEs 导致的 PC12 损伤程度；进一步考察 GLP-1 受体激动剂对 AGEs 导致的原代海马神经元 /PC12 神经细胞胞内 tau 蛋白多位点磷酸化水平变化的调节作用，Western blot 结果显示 GLP-1 受体信号转导途径激活能显著下调 AGEs 导致的神经元细胞内 tau 蛋白多位点的异常过度磷酸化。提示 GLP-1/GLP-1R 信号途径系统与 AGE/RAGE 信号转导系统之间存在着受其共同调节的并且能干预 tau 磷酸化水平的关键信号分子。

参考文献

[1] Fath T, Ke YD, Gunning P, et al. Primary support cultures of hippocampal and substantia nigra neurons[J]. Nat Protoc, 2009, 4(1):78-85.

[2] Makita Z, Vlassara H, Cerami A, et al. Immunochemical detection of advanced glycosylation end products in vivo[J]. J Biol Chem, 1992, 267(8):5133-5138.

[3] Yamagishi S, Ueda S, Okuda S. Food-derived advanced glycation end products (AGEs): a novel therapeutic target for various disorders[J]. Curr Pharm, 2007, 13:2832-2836.

[4] Sato T, Shimogaito N, Wu X, *et al*. Toxic advanced glycation end products (TAGE) theory in Alzheimer's disease[J]. Alzheimers Dis, 2006, 21:197-208.

[5] Sasaki N, Toki S, Chowei H, *et al*. Immunohistoche-mical distribution of the receptor for advanced glycation end products in neurons and atrocities in Alzheimer's disease[J]. Brain Res, 2001, 88(2):256-262.

[6] Yamagishi S, Takeuchi M, Inagaki Y, *et al*. Role of advanced glycation end products (AGEs) and their receptor (RAGE) in the pathogenesis of diabetic microangiopathy[J]. Int J Clin Pharmacol Res, 2003, 23:129-134.

[7] Jakus V, Bauerová K, Rietbrock N. Effect of aminoguanidine and copper(II) ions on the formation of advanced glycosylation end products. In vitro study on human serum albumin[J]. Arzneimittelforschung, 2001,51(4):280-283.

[8] Chen SC, Guh JY, Hwang CC, *et al*. Advanced glycation end-products activate extracellular signal-regulated kinase via the oxidative stress-EGF receptor pathway in renal fibroblasts[J]. J Cell Biochem, 2010, 109(1):38-48.

[9] Guglielmotto M, Aragno M, Tamagno E, *et al*. AGEs/RAGE complex upregulates BACE1 via NF-κB pathway activation[J]. Neurobiol Aging, 2012, 33(1):196.e13-27.

[10] Hirose A, Tanikawa T, Mori H, *et al*. Advanced glycation end products increase endothelial permeability through the RAGE/Rho signaling pathway. FEBS Lett. 2010, 584(1):61-66.

[11] Querfurth HW, LaFerla FM. Alzheimer's disease[J]. N Eng J Med, 2010, 362 (4): 329-344.

[12] Gong CX, Liu F, Grundke-Iqbal I, *et al*. Impaired brain glucose metabolism leads to Alzheimer neurofibrillary degeneration through a decrease in tau O-GlcNAcylation[J]. J Alzheimers Dis, 2006, 9(1):1-12.

[13] Liu F, Shi J, Tanimukai H, *et al*. Reduced O-GlcNAcylation links lower brain glucose metabolism and tau pathology in Alzheimer's disease[J]. Brain, 2009, 132:1820-1832.

[14] Gao MM, Tian H, Ma C, *et al*. Expression, purification, and C-terminal site-specific PEGylation of cysteine-mutated glucagon-like peptide-1[J]. Appl Biochem Biotechnol, 2010, 162(1):155-165.

[15] Hamilton A, Hölscher C. Receptors for the incretin glucagon-like peptide-1 are expressed on neurons in the central nervous system[J]. Neuroreport, 2009, 20(13):1161-1166.

[16] Kastin AJ, Akerstrom V. Entry of exendin-4 into brain is rapid but may be limited at high doses[J]. Int J Obes Relat Metab Disord, 2003, 27(3):313-318.

[17] Chen S, Liu AR, An FM *et al*. Amelioration of neurodegenerative changes in cellular and rat models of diabetes-related Alzheimer's disease by exendin-4[J]. Age (Dordr), 2012, 34(5):1211-1224.

二、GLP-RA 对 AGEs 导致的小鼠脑内 tau 蛋白异常磷酸化的干预作用

1 材料、试剂与仪器

1.1 材料

ICR 雄性小鼠（6 周龄）   扬州大学比较医学中心

1.2 试剂

1.2.1 试剂

exendin-4	上海吉尔生化有限公司
牛血清白蛋白	Biosharp
p-Tau Antibody (Thr 205)	Santa Cruz
p-Tau Antibody (Ser 396)	Santa Cruz
p-Tau Antibody (Thr 181)	Cell Signaling Technology
Tau(46) Antibody	Cell Signaling Technology
β-actin Antibody	Cell Signaling Technology
anti-rabbit IgG, HRP-linked antibody	Cell Signaling Technology
anti-mouse IgG, HRP-linked antibody	Cell Signaling Technology
ECL 化学发光试剂	Millpore
PVDF 膜	Millpore
BCA 蛋白浓度测定试剂盒	碧云天生物技术研究所

Western 及 IP 细胞裂解液	碧云天生物技术研究所
Western 一抗稀释液	碧云天生物技术研究所
蛋白酶抑制剂	Biovision
磷酸酶抑制剂	Biovision
蛋白预染 marker	Thermo
TEMED	Sigma

其他试剂均为国产分析纯

1.2.2　溶液配制

（1）SDS-PAGE 胶：见第一章第二节（一）1.2.2。

（2）电泳和 Western blot 缓冲液：见第一章第二节（一）1.2.2。

1.3　仪器

荧光倒置显微镜	Olympus
Multiskan 全波长酶标仪	Thermo
电热恒温水浴锅	江苏省医疗器材厂
稳流稳压电泳仪	Tanon
半干式转膜仪	北京六一仪器厂
高速冷冻离心机	湖南湘仪离心机仪器有限公司
TDL80-2B 台式低速离心机	上海安亭科学仪器厂
BS110S 电子分析天平	北京赛多利斯仪器系统有限公司
GH6000 隔水式培养箱	天津泰斯特仪器有限公司
垂直型电泳槽	Bio-Rad
ChemiDOCTM XRS+ 分子成像系统	Bio-Rad
Mylab 酶标板摇床	Seoulin Bioscience

2　实验方法

2.1　AGEs 致小鼠脑 tau 病变动物模型的建立

2.1.1　AGEs 的制备

见本章第二节（一）2.3.1。

2.1.2　AGEs 致小鼠脑内 tau 蛋白异常磷酸化模型的建立

6 周龄清洁级雄性 ICR 小鼠每组 10 只，随机分为 3 组，尾静脉注射 AGEs（0 μg/kg、0.1 μg/kg、1.0 μg/kg），每 2d 一次，持续 7 次。

2.1.3　Western blot 检测不同浓度 AGEs 对小鼠脑内 tau 蛋白磷酸化水平的影响

（1）第 16 天处死各实验组小鼠，快速取出脑组织，分离小鼠海马，把组织剪切成细小的碎片。每 20 mg 组织加入 200 μL RIPA 裂解液（使用前数分钟加入磷酸酶抑制剂及蛋白酶抑制剂），用玻璃匀浆器匀浆，充分研磨后将裂解液和组织碎片转移至 1.5 mL 离心管中（整个操作在冰上快速进行）。

（2）冰上裂解 30 min，每 5 min 将离心管充分涡旋震荡。

（3）4 °C 下 12000 rpm 离心 5 min。

（4）离心后小心吸取上清转移至提前预冷的 1.5 mL 离心管中，可保存于 -80 °C。

（5)BCA 方法测定蛋白含量,测定方法同本章第一节实验方法 2.4.1 的第一步。

（6）加入一定量的 1×PBS 将不同样品的总蛋白质浓度调整至同样水平。

（7）样品中加入 1/4 总体积的 5×SDS 上样缓冲液，充分混匀后沸水浴 5 min，即为制备好的上样液，保存于 -20 °C。

Western blot 具体步骤同本章第二节（一）实验方法 2.4.1 的第一步和第二步。

2.2　实验动物分组及药物干预

2.2.1　AGEs 的制备

见本章第二节（一）2.3.1。

2.2.2　药物干预及实验分组

6 周龄清洁级雄性 ICR 小鼠每组 20 只,随机分为 3 组,分别为空白组、AGEs 组、给药组。

（1）小鼠尾静脉注射：尾静脉每 2d 注射 AGEs（1.0 μg/kg 体重），连续 14d。对照组以相同方式注射等量生理盐水。

（2）药物干预：给药长效 GLP-1 受体激动剂——exendin-4，每天 2 次腹腔注射 Ex-4（25 nmol/kg bodyweight）。对照组以相同方式注射等量生理盐水。

2.2.3　HE 染色检测实验小鼠海马 CA1 区病理改变

（1）第 16 天处死各实验组小鼠，快速取出脑组织，置于预冷的 4% 多聚甲醛溶液中固定过夜，进行石蜡包埋切片。

（2）苏木素染色：滴加苏木素 100 μL 染色 10 min，蒸馏水冲洗。

（3）分化：1% 的盐酸酒精分化，蒸馏水冲洗。

（4）反蓝：促蓝液返蓝 5 s，蒸馏水冲洗。

（5）伊红染色：滴加伊红染液染色 3 min。

（6）常规脱水、透明、中性树胶封片。

（7）显微镜观察海马锥体神经元细胞排列情况的改变。

2.2.4　Western blot 检测 GLP-1RA 对 AGEs 致小鼠脑内 tau 蛋白异常磷酸化的干预作用

见本节实验方法 2.1.3。

2.2.5　免疫组化检测 GLP-1RA 对 AGEs 致小鼠脑内 tau 蛋白异常磷酸化的干预作用

第 16 天处死各实验组小鼠，快速取出脑组织，置于预冷的 4% 多聚甲醛溶液中固定过夜，进行石蜡包埋切片，免疫组化检测 Ex-4 对 AGEs 致小鼠脑内 tau 蛋白 Thr181 位点磷酸化水平的调节作用。

具体方法：

（1）石蜡切片用 0.01M PBS（pH7.4）清洗 3 次，每次 5 min。

（2）加入 0.3% $H_2O_2 \cdot 0.5\%$ TritonX-100·PBS 溶液 15 min，以阻断内源性过氧化物酶的活性，并增加细胞膜的通透性。PBS 溶液清洗 3 次，每次 5 min。

（3）4% BSA 室温下封闭 60 min。

（4）加入适当稀释的一抗，4 ℃孵育 48 h。PBS 清洗 3 次，每次 5 min。

（5）加入生物素标记的二抗，37 ℃孵育 1h。PBS 清洗 3 次，每次 5 min。

（6）加入辣根过氧化物酶标记的链酶亲和素（1∶200 稀释），37 ℃孵育 1h。PBS 清洗 3 次，每次 10 min。

（7）DAB 避光显色 2~8 min。

（8）PBS 终止反应，梯度酒精（70%——80%——90%——95%——100%——100%）各 5 min 脱水后，二甲苯透明处理，中性树胶封片。

3　实验结果

3.1　不同浓度 AGEs 对小鼠海马内 tau 蛋白异常磷酸化的影响

第 16 天处死各实验组小鼠，快速取出脑组织，分离小鼠海马，Western blot 检测各实验组小鼠海马内 tau 蛋白总量及磷酸化情况。如图 1-11 所示，各实验组均显示 tau 蛋白在 Thr205 位点、Thr181 位点、Ser396 位点磷酸化发生，且各位点 tau 磷酸化水平随着 AGEs 浓度升高而增多，但 tau 总蛋白含量没有明显增加。说明外周循环系统 AGEs 能够导致小鼠海马内 tau 蛋白异常磷酸化。

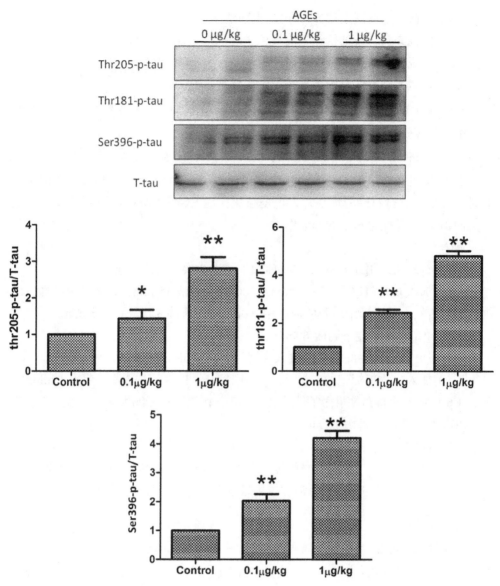

图 1-11　不同浓度 AGEs 对小鼠海马内 tau 蛋白异常磷酸化的影响

（*P<0.05, **P<0.01 vs. Control）

3.2　AGEs 及 Ex-4 对小鼠海马神经元数量和排列的影响

AGEs（1.0 μg/kg 体重）尾静脉注射 ICR 小鼠并以 exendin-4 进行干预，16d 后将小鼠处死，取包含海马的大脑组织石蜡切片后进行 HE 染色，显微镜下观察结果如图 1-12。空白组细胞排列均匀、整齐，细胞结构完整；AGEs 组小鼠海马 CA1 区的锥体神经元细胞数量减少，排列紊乱；Ex-4 能使模型组的 CA1 区细胞数量趋于正常，排列较为均匀。实验结果说明 Ex-4 能改善 AGEs 引起的小鼠大脑海马区的病理变化。

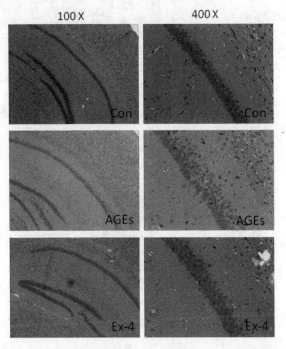

图 1-12　不同干预条件下小鼠海马区 HE 染色病理检测

3.3　Ex-4 对 AGEs 致小鼠脑内 tau 蛋白异常磷酸化的干预作用

AGEs（1.0 μg/kg 体重）尾静脉注射 ICR 小鼠并以 exendin-4 进行干预，第 16 天处死各实验组小鼠，快速取出脑组织，分离小鼠海马，Western blot 检测各实验组小鼠海马内 tau 蛋白总量及磷酸化情况。如图 1-13 所示，发现 Ex-4 能明显逆转（$P<0.05$）AGEs 导致的海马区 tau 蛋白 thr205 位点、thr181 位点、ser396 位点磷酸化的增加（$P<0.05$），说明 exendin-4 能改善 AGEs 引起的小鼠大脑海马区 tau 蛋白的 thr205 位点、thr181 位点、ser396 位点异常磷酸化的病理改变。

AGEs（1.0 μg/kg 体重）尾静脉注射 ICR 小鼠并以 exendin-4 进行干预，第 16 天处死各实验组小鼠，快速取出脑组织，分离小鼠海马，免疫组化检测各实验组小鼠海马内 tau 蛋白 thr181 位点磷酸化情况。与图 1-13 Western blot 结果一致，如图 1-14 所示，Ex-4 能明显逆转 AGEs 导致的小鼠海马区 tau 蛋白 thr181 位点异常磷酸化的病理改变。

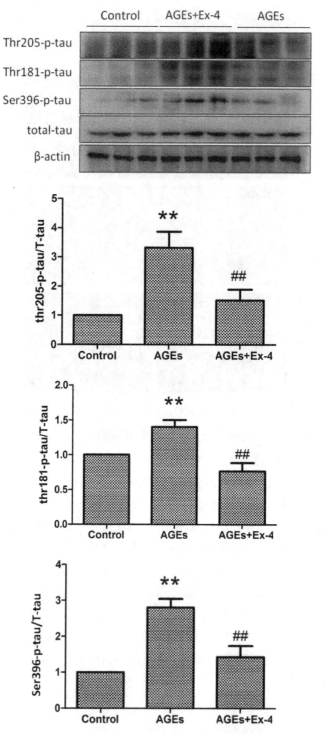

图 1-13 Ex-4 对 AGEs 导致的小鼠海马 tau 蛋白异常磷酸化的干预作用

(**$P<0.01$ vs. Control; ##$P<0.01$ vs. AGEs)

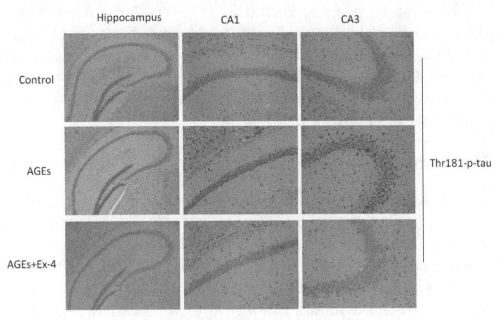

图 1-14　免疫组化检测 Ex-4 对 AGEs 导致的
小鼠海马 tau 蛋白（Thr181 位点）异常磷酸化的干预作用

4　讨论

AD 的两大病理特征为神经纤维缠结（neurofibrillarytangles, NFTs）和老年斑沉积（senile plaques, SPs）。其中 NFTs 由过度磷酸化的 tau 蛋白聚积而成，SPs 的主要成分为 β- 淀粉样蛋白（β-amyloid, Aβ）。AGEs 能够与其受体（receptor for advanced glycation end products, RAGE）结合增强细胞表面 Aβ 结合位点表达，加速 Aβ 的聚集和累积，形成老年斑[1,2]。RAGE 是细胞表面分子免疫球蛋白超家族一员，在多种细胞中均有普遍表达，在中枢神经系统中，主要存在于小胶质细胞、构成血脑屏障的内皮细胞以及神经元中[3]，是一种多配体受体，除 AGEs 外，Aβ 也是 RAGE 配体之一[4]。RAGE 可以摄取血液中的 Aβ，经内吞、跨膜介导 Aβ 通过血脑屏障，增强 Aβ 神经毒性[5]。研究发现，RAGE 介导的信号通路可促进 AD 小鼠学习和记忆力损伤[6-8]。

大量研究聚焦于 AGEs/RAGE 与 Aβ 之间的关系，但 Li 等给予大鼠海马 CA3 区注射 AGEs，发现大鼠海马内 tau 蛋白过度磷酸化，证明 AGEs 与 tau 蛋白分子的异常过度磷酸化之间有联系[9]。而 GLP-1RA 对糖基化终产物所致神经元 tau 病变的作用未见文献报道。另外，在高血糖条件下，外周循环系统 AGEs 增多，是否能够引起动物脑部 tau 蛋白异常磷酸化以及 GLP-1RA 是否具有干预作用尚不清楚。

　　本研究在此基础上，采用小鼠尾静脉注射 AGEs 方式考察外周循环系统 AGEs 对小鼠脑部的影响，并采用 GLP-1 长效类似物 -exedin-4 进行干预，考察 GLP-1RA 对 AGEs 导致的小鼠脑部海马区 tau 蛋白多位点磷酸化水平变化的调节作用。免疫组化及 Western blot 结果均显示 GLP-1 受体信号转导途径激活能显著下调 AGEs 导致的小鼠海马区 tau 蛋白多位点的过度磷酸化水平。提示 GLP-1/GLP-1R 信号途径系统与 AGE/RAGE 信号转导系统之间存在着受其共同调节的并且能干预 tau 磷酸化水平的关键信号分子。

参考文献

[1] Cerami A. Advanced glycation end products contribute to amyloidosis in Alzheimer disease[J]. Proc Natl Acad Sci U S A, 1994, 91: 4766-4770.

[2] Mruthinti S, Sood A, Humphrey CL, *et al*. The induction of surface beta-amyloid binding proteins and enhanced cytotoxicity in cultured PC-12 and IMR-32 cells by advanced glycation end products[J]. Neuroscience, 2006, 142: 463-473.

[3] Chen X, Walker DG, Schmidt AM, *et al*. RAGE: a potential target for Abeta-mediated cellular perturbation in Alzheimer's disease[J]. Curr Mol Med, 2007, 7(8):735-742.

[4] Yan SD, Chen X, Fu J, *et al*. RAGE and amyloid-beta peptide neurotoxicity in Alzheimer's disease[J]. Nature,1996, 382: 685–691.

[5] Takuma K, Fang F, Zhang W, *et al*. RAGE-mediated signaling contributes to intraneuronal transport of amyloid-beta and neuronal dysfunction[J]. Proc Natl Acad Sci U S A, 2009, 106: 20021-20026.

[6] Wang MY, Ross-Cisneros FN, Aggarwal D, *et al*. Receptor for advanced glycation end products is upregulated in optic neuropathy of Alzheimer's disease[J]. Acta Neuropathol, 2009, 118: 381-389.

[7] Fang F, Lue LF, Yan S, *et al*. RAGE-dependent signaling in microglia contributes to neuroinflammation, Abeta accumulation, and impaired learning/memory in a mouse model of Alzheimer's disease[J]. FASEB J, 2010, 24: 1043-1055.

[8] Stopa E. Hippocampal RAGE immunoreactivity in early and advanced Alzheimer's disease[J]. Brain Res, 2008, 1230: 273-280.

[9] Li XH, Lv BL, Xie JZ, *et al*. AGEs induce Alzheimer-like tau pathology and memory deficit via RAGE-mediated GSK-3 activation[J]. Neurobiol Aging, 2012, 33:1400-1410.

三、GLP-1RA 对 AGEs 引起的神经细胞氧化应激的干预作用

1　材料、试剂与仪器

1.1　材料

PC12 细胞株	购自 ATCC
ICR 雄性小鼠（6 周龄）	扬州大学比较医学中心

1.2　试剂

1.2.1　试剂

DMEM 高糖培养基	Gibco
新生牛血清 FCS	Gibco
胰蛋白酶 1∶250	Biosharp
HEPES	Sigma
链霉素钠	上海生工生物工程有限公司
氨苄西林	上海生工生物工程有限公司
EDTA-2Na	Sigma
exendin-4	上海吉尔生化有限公司
GLP-1	上海吉尔生化有限公司
牛血清白蛋白	Biosharp
anti-mouse IgG, HRP-linked antibody	Cell Signaling Technology
8-OHdG antibody	Santa Cruz
活性氧检测试剂盒	碧云天生物技术研究所
线粒体膜电位检测试剂盒（JC-1）	碧云天生物技术研究所
戊二醛溶液（电镜级别）	南京森贝伽生物科技有限公司
其他试剂均为国产分析纯	

1.2.2　溶液配制

（1）0.01M PBS 缓冲液（pH 7.2）：见本章第二节（一）1.2.2。

（3）0.25 % 胰酶溶液：见本章第二节（一）1.2.2。

（4）DMEM（高糖）基础培养基：见本章第二节（一）1.2.2。

1.3　仪器

相差显微镜	Motic
激光共聚焦扫描显微镜	Olympus
PHS-25 数显 pH 计	上海精密科学仪器有限公司
电热恒温水浴锅	江苏省医疗器材厂
CO_2 细胞培养箱	Thermo Forma
立式压力蒸汽灭菌器	上海申安医疗器械厂
超净工作台	苏净集团安泰公司
高速冷冻离心机	湖南湘仪离心机仪器有限公司
TDL80-2B 台式低速离心机	上海安亭科学仪器厂
BS110S 电子分析天平	北京赛多利斯仪器系统有限公司
GH6000 隔水式培养箱	天津泰斯特仪器有限公司
85-1 型磁力搅拌器	上海司乐仪器厂
液氮生物容器	四川亚西橡塑机器有限公司
流式细胞仪	BD
透射电子显微镜	JEOL

2　实验方法

2.1　检测 AGEs 及 GLP-1RA 对 PC12 细胞胞内 ROS 的影响

荧光探针二氯荧光乙酰乙酸盐（dichlorofluorescein diacetate, DCFH-DA）自身不带有荧光，它可以自由穿过细胞膜进入细胞内部，进而被细胞内酯酶水解生成不能通透细胞膜的 DCFH，从而使探针被装载到细胞内。细胞内的活性氧可以氧化无荧光的 DCFH 生成有荧光的 DCF，因此检测 DCF 的荧光即可知道细胞内活性氧水平。

收集生长状态良好的 PC12 细胞，以 3×10^4 /mL 密度接种于 6 孔板（每孔 1 mL），在 37 ℃，5% CO_2 及饱和湿度条件下培养 24 h 后进行干预。实验分为空白对照组、AGEs（500μg/mL）模型组、AGEs+Ex-4（100 nM）给药组、AGEs+GLP-1（100 nM）给药组。共孵育 48 h 后，DCFH-DA 探针法检测各实验组细胞内 ROS 水平。

（1）将 DCFH-DA（10 mM）探针用不含血清的 DMEM（高糖）培养基按 1 :

1000 比例稀释至终浓度为 10 μM。

（2）弃掉 6 孔板中旧培养基，每孔加入 1 mL 无血清培养基清洗 1 次。

（3）弃掉培养基，每孔加入 1 mL 稀释的 DCFH-DA 溶液，37 ℃ 细胞培养箱中孵育 20 min。

（4）弃掉 DCFH-DA 溶液，每孔加入 1 mL 的无血清培养基洗涤细胞 3 次，以充分去除未进入细胞内部的 DCFH-DA。

（5）收集各实验组细胞，流式细胞仪检测各组荧光强度。

2.2　TEM 检测 AGEs 及 GLP-1RA 对 PC12 细胞线粒体形态的影响

收集生长状态良好的 PC12 细胞，以 3×10^4 /mL 密度接种于 6 孔板，在 37 ℃ 细胞培养箱中培养 24 h 后进行干预。实验分为空白对照组、AGEs（500μg/mL）模型组、AGEs+Ex-4（100 nM）给药组、AGEs+GLP-1（100 nM）给药组。

具体步骤：

（1）细胞与 AGEs 及 GLP-1RA 共孵育 48 h 后，收集各实验组细胞，转移至 1.5 mL EP 管中，0.1 M PBS 清洗细胞 3 次。

（2）立刻倾斜 EP 管，沿管壁缓缓加入 2.5% 戊二醛溶液，置于 4℃ 冰箱固定过夜。

（3）4℃ 条件下，PBS 溶液清洗 3 次，每次 30 min。

（4）4℃ 条件下，1% 锇酸溶液后固定 2 h 至样品变黑。

（5）4℃ 条件下，PBS 溶液清洗 3 次，每次 15 min。

（6）室温下，丙酮梯度脱水（30%——50%——70%——80%——90%——100%——100%），每级作用 30 min。

（7）置换、浸透、环氧树脂包埋，放于聚合器中聚合（37℃，12 h；45℃，24 h；60℃，24 h）。

（8）半薄切片定位、超薄切片。

（9）超薄切片用醋酸双氧铀—柠檬酸铅双重染色，样品自然干燥后在透射电子显微镜下观察、拍照。

2.3　检测 AGEs 及 Ex-4 对小鼠海马细胞 ROS 的影响

复制 AGEs 致小鼠 AD 样病变模型并 Ex-4 进行干预，第 16 天处死各实验组小鼠，快速取出脑组织，分离小鼠海马置于匀浆器中，加入新鲜的无血清 DMEM 培养基轻柔研磨，取研磨液过 200 目筛网，获得小鼠海马神经元单细胞悬液。

具体步骤：

（1）将 DCFH-DA（10 mM）探针用不含血清的 DMEM（高糖）培养基按 1：1000 比例稀释至终浓度为 10 μM。

（2）收集细胞加入稀释的 DCFH-DA 溶液中，调整细胞浓度至（1~2）×10^6/mL。

（3）37 ℃ 细胞培养箱中孵育 20 min，每 3~5 min 颠倒混匀一下，使探针与细胞充分接触。

（4）无血清培养基洗涤细胞 3 次，以充分去除未进入细胞内部的 DCFH-DA。

（5）流式细胞仪检测各组荧光强度。

2.4 免疫组化检测 Ex-4 对小鼠海马组织 8- 羟基脱氧鸟苷（8-OHdG）的影响

复制 AGEs 致小鼠 AD 样病变模型并 Ex-4 进行干预，第 16 天处死各实验组小鼠，快速取出脑组织，置于预冷的 4% 多聚甲醛溶液中固定过夜，进行石蜡包埋切片，免疫组化检测 Ex-4 对 AGEs 致小鼠海马组织 8-OHdG 的影响。

具体方法同本章第二节（二）实验方法 2.2.5。

3 实验结果

3.1 AGEs 及 GLP-1RA 对 PC12 细胞胞内 ROS 的影响

根据图 1-15，选择 500 µg/mL AGEs 作为损伤浓度，复制 AGEs 致 PC12 细胞损伤模型并同时与 100 nM GLP-1、Ex-4 共孵育 48 h 后，DCFH-DA 探针法检测各实验组细胞内 ROS 水平。实验结果如图 1-15 所示，AGEs 能够引起 PC12 细胞胞内 ROS 显著升高（**$P<0.01$），而同时分别与 100 nM 的 Ex-4、GLP-1 共孵育的细胞与模型对照组相比，胞内 ROS 水平显著降低（$^{\#\#}P<0.01$）。实验结果表明，GLP-1RA 能够降低 AGEs 引起的神经细胞胞内升高的 ROS 水平。

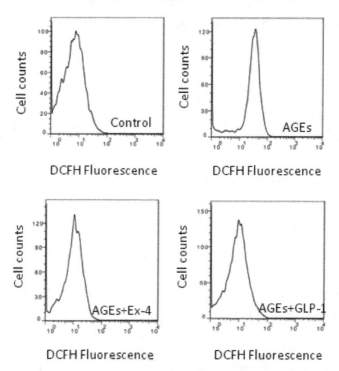

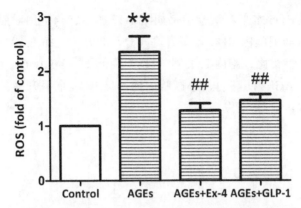

图 1-15　GLP-1RA 降低 AGEs 引起的 PC12 细胞胞内 ROS 升高水平

（ $**P<0.01$ vs. Control; $^{\#\#}P<0.01$ vs. AGEs）

3.2　AGEs 及 GLP-1RA 对 PC12 细胞线粒体形态的影响

　　复制 AGEs 致 PC12 细胞损伤模型并同时与 100 nM GLP-1、Ex-4 共孵育 48 h，收集各实验组细胞，加入 2.5% 戊二醛溶液 4 ℃ 前固定过夜后制作透射电镜样本，透射电子显微镜观察各实验组线粒体形态并拍照。如图 1-16 所示，空白对照组线粒体形态正常，数量较多；AGEs 损伤组细胞内线粒体肿胀、数量减少、嵴消失、空泡化；Ex-4/GLP-1 干预组线粒体与 AGEs 组相比，形态趋于正常，数量增多。实验结果表明，GLP-1RA 能够修复 AGEs 引起的 PC12 细胞线粒体异常。

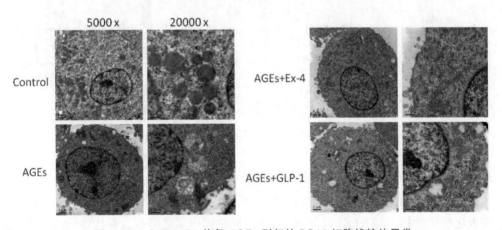

图 1-16　GLP-1RA 修复 AGEs 引起的 PC12 细胞线粒体异常

3.3　AGEs 及 Ex-4 对小鼠海马细胞 ROS 的影响

　　复制 AGEs 致小鼠 AD 样病变模型并 Ex-4 进行干预，第 16 天处死各实验组小鼠，快速取出脑组织，分离海马并研磨获得海马细胞单细胞悬液，DCFH-DA 探针检测各实验组 ROS 水平。实验结果如图 1-17 所示，与空白对照组相比，AGEs 能够引起小鼠海马细胞内 ROS 显著升高（**$P<0.01$），而 Ex-4 干预的小鼠海马细胞与模型对照组相比，胞内 ROS 水平显著降低（##$P<0.01$）。实验结果表明，外周循环系统的 AGEs 能够引起小鼠脑内海马区 ROS 水平升高，而 Ex-4 能够降低 AGEs 引起 ROS 升高水平。

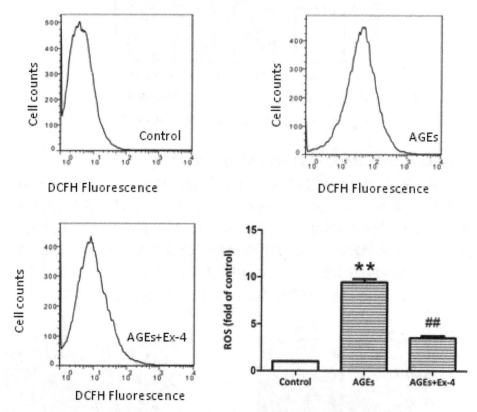

图 1-17　Ex-4 降低 AGEs 引起的小鼠海马细胞胞内 ROS 升高水平

（**$P<0.01$ vs. Control; ##$P<0.01$ vs. AGEs）

3.4　Ex-4 对小鼠海马组织 8-OHdG 的影响

8-OHdG 是活性氧自由基攻击 DNA 分子鸟嘌呤碱基第 8 位碳原子而产生的一种氧化性化合物。8-OHdG 只能通过 DNA 氧化损伤途径形成，是代谢的终产物，能够稳定的存在在体内，因此，8-OHdG 是评价 DNA 氧化损伤和氧化应激的重要的生物标志物。

复制 AGEs 致小鼠 AD 样病变模型并 Ex-4 进行干预，第 16 天处死各实验组小鼠，快速取出脑组织，置于预冷的 4% 多聚甲醛溶液中固定过夜，进行石蜡包埋切片，免疫组化检测 Ex-4 对 AGEs 致小鼠海马组织 8-OHdG 的影响。如图 1-18 所示，与空白对照组相比，AGEs 组小鼠海马组织 8-OHdG 表达明显增多；与 AGEs 组相比，Ex-4 干预组的 8-OHdG 表达水平降低。实验结果表明，外周循环系统的 AGEs 能够引起小鼠脑内氧化应激，而 Ex-4 能够降低 AGEs 引起的氧化应激水平。

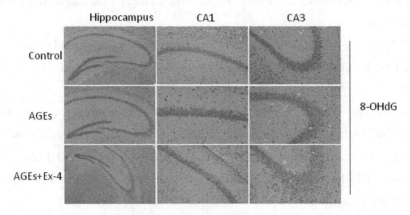

图 1-18　Ex-4 降低 AGEs 引起的小鼠海马区 8-OHdG 表达水平

4　讨论

氧化应激反应通过诱发线粒体功能障碍导致神经元凋亡是 AD 发生的一个重要因素。线粒体作为细胞内 ROS 的主要来源，当氧化应激发生时，线粒体也是 ROS 攻击的首要靶标。AGEs 与其受体 RAGE 结合能够促进 ROS 的产生对机体造成生物损伤[1,2]。在 AGEs/RAGE/ROS 作用下，较高浓度的氧自由基使线粒体发生损伤，而受损的线粒体又会加剧氧自由基的产生，二者相互加强，循环促进，最终导致神经元凋亡[3]。线粒体功能障碍是 AD 最早出现和最主要的表现，有研究甚至提出假设称 AD 的发病机制为线粒体依赖性[4]。AGEs 可通过诱导 ROS 生成促进 Aβ 产生[5]。氧化应激与 tau 蛋白病变也密不可分。在过表达人类 tau 蛋白突变基因的 P301S 小鼠模型中发现，氧化应激能够引起 tau 蛋白的异常磷酸化[6,7]。本课题组在前期发现了 GLP-1RA 与 PC12 细胞的预孵育使细胞显著抵抗过氧化氢所造成细胞毒性[8]，说明 GLP-1RA 具有调节氧化应激反应途径的作用。

基于本课题组的前期研究以及氧化应激反应与阿尔兹海默症发生之间的紧密联系，本实验在体外研究中探讨了 GLP-1RA 是否能够降低 AGEs 致 PC12 细胞胞内 ROS 生成水平以及是否能够修复线粒体氧化损伤；在体内研究中考察了 GLP-1RA 对 AGEs 致小鼠脑部海马区 ROS 水平以及 DNA 氧化损伤和氧化应激发生的重要标志物——8-OHdG 生成的影响。结果显示 GLP-1RA——GLP-1 及 exendin-4 能够显著降低 AGEs 导致的神经元细胞内 ROS 生成水平，修复线粒体形态，抑制脑部海马区 8-OHdG 的生成。提示 GLP-1RA 能够调节氧化应激反应途径保护神经元。

参考文献

[1] Cottalasso D, Marinari UM, Pronzato MA, *et al*. Central role of PKCdelta in glycoxidation-dependent apoptosis of human neurons[J]. Free Radic Biol Med, 2005, 38: 846-856.

[2] Li XH, Lv BL, Xie JZ, *et al*. AGEs induce Alzheimer-like tau pathology and memory deficit via RAGE-mediated GSK-3 activation[J]. Neurobiol Aging, 2012, 33(7):1400-1410.

[3] Prasanthi JR, Dasari B, Marwarha G, *et al*. Caffeine protects against oxidative stress and Alzheimer's disease-like pathology in rabbit hippocampus induced by cholesterol-enriched diet[J]. Free Radic Biol Med, 2010, 49(7):1212-1220.

[4] Swerdlow RH, Khan SM. The Alzheimer's disease mitochondrial cascade hypothesis: an update[J]. Exp Neurol, 2009, 218(2):38-315.

[5] Ko SY, Lin YP, Lin YS, *et al*. Advanced glycation end products enhance amyloid precursor protein expression by inducing reactive oxygen species[J]. Free Radic Biol Med, 2010, 49(3):474-480.

[6] Starkov AA, Beal F. Behavioral deficit, oxidative stress, and mitochondrial dysfunction precede tau pathology in P301S transgenic mice[J]. FASEB J, 2011, 25: 4063-4072.

[7] Elipenahli C, Stack C, Jainuddin S, *et al*. Behavioral improvement after chronic administration of coenzyme Q10 in P301S transgenic mice[J]. J Alzheimers Dis, 2012, 28:173-182.

[8] Chen S, Liu AR, An FM, *et al*. Amelioration of neurodegenerative changes in cellular and rat models of diabetes-related Alzheimer's disease by exendin-4[J]. Age (Dordr), 2012, 34(5):1211-1224.

第三节　GLP–1RA 防治 AD 的分子机制研究

前文明确了 GLP-1RA 对 AGEs 所致 tau 蛋白病理改变及氧化应激的保护作用，但其具体分子机制尚不清楚。Tau 蛋白磷酸化主要受 GSK-3β 和 PP2A 的调节。线粒体生物发生是线粒体进行损伤修复的重要机制，从而减轻细胞乃至组织器官的氧自由基损伤。基于此，第三节在整体动物及细胞模型上探讨 GLP-1RA 对 GSK-3β/PP2A 活性及线粒体生物发生的调节作用及分子机制。

一、GLP-1RA 调节 AGEs 细胞模型 tau 蛋白糖基化及磷酸化水平的分子机制

1　材料、试剂与仪器

1.1　材料

PC12 细胞株	购自 ATCC
Wistar 大鼠（孕 18 d）	扬州大学比较医学中心

1.2　试剂

1.2.1　试剂

DMEM 高糖培养基	Gibco
新生牛血清 FCS	Gibco
Neurobasal Medium	Gibco
B-27 supplement	Gibco
glycoaldehyde-BSA	Merck
胎牛血清 FBS	Clark
胰蛋白酶 1∶250	Biosharp
HEPES	Sigma
链霉素钠	上海生工生物工程有限公司
氨苄西林	上海生工生物工程有限公司
EDTA-2Na	Sigma
噻唑蓝 MTT	Sigma
exendin-4	上海吉尔生化有限公司
GLP-1	上海吉尔生化有限公司
牛血清白蛋白	Biosharp

p-PP2A Antibody	Santa Cruz
p- GSK-3β Antibody (Ser 9)	Cell Signaling Technology
Total GSK-3β Antibody	Cell Signaling Technology
PP2Ac Antibody	Santa Cruz
β-actin Antibody	Cell Signaling Technology
OGT Antibody	Cell Signaling Technology
anti-rabbit IgG, HRP-linked antibody	Cell Signaling Technology
anti-mouse IgG, HRP-linked antibody	Cell Signaling Technology
ECL 化学发光试剂	Millpore
PVDF 膜	Millpore
BCA 蛋白浓度测定试剂盒	碧云天生物技术研究所
Western 及 IP 细胞裂解液	碧云天生物技术研究所
Western 一抗稀释液	碧云天生物技术研究所
免疫染色固定液	碧云天生物技术研究所
蛋白酶抑制剂	Biovision
磷酸酶抑制剂	Biovision
Poly-D-lysine	碧云天生物技术研究所
蛋白预染 marker	Thermo
TEMED	Sigma
LiCl	Sigma
Wortmannin	碧云天生物技术研究所
Lipofectamine® 3000 Reagent	Invitrogen

其他试剂均为国产分析纯

1.2.2 溶液配制

溶液配制具体方法见第一章第二节（一）1.2.2。

1.3　仪器

相差显微镜	Motic
激光共聚焦扫描显微镜	Olympus
荧光倒置显微镜	Olympus
Multiskan 全波长酶标仪	Thermo
PHS-25 数显 pH 计	上海精密科学仪器有限公司
电热恒温水浴锅	江苏省医疗器材厂
CO_2 细胞培养箱	Thermo Forma
立式压力蒸汽灭菌器	上海申安医疗器械厂
超净工作台	苏净集团安泰公司
稳流稳压电泳仪	Tanon
半干式转膜仪	北京六一仪器厂
高速冷冻离心机	湖南湘仪离心机仪器有限公司
TDL80-2B 台式低速离心机	上海安亭科学仪器厂
BS110S 电子分析天平	北京赛多利斯仪器系统有限公司
GH6000 隔水式培养箱	天津泰斯特仪器有限公司
85-1 型磁力搅拌器	上海司乐仪器厂
垂直型电泳槽	Bio-Rad
液氮生物容器	四川亚西橡塑机器有限公司
ChemiDOCTM XRS+ 分子成像系统	Bio-Rad
Mylab 酶标板摇床	Seoulin Bioscience

2　实验方法

2.1　检测 AGEs 和 GLP-1RA 对神经元 GSK-3β 活性的影响

2.1.1　Western blot 检测不同浓度的 AGEs 对原代海马神经元 GSK-3β 活性的影响

待原代海马神经元成熟后，采用不同浓度 0 μg/mL、50 μg/mL、100 μg/mL、200 μg/mL AGEs 与原代海马神经元细胞共孵育 24 h，提取细胞总蛋白，Western blot 检测各实验组 GSK-3β 蛋白总量及 Ser9 位点磷酸化情况。

Western blot 检测具体方法同本章第二节（一）实验方法 2.4.1 的第一步和第二步。

2.1.2　检测 GLP-1RA 对 AGEs 致原代海马神经元 GSK-3β 异常激活的影响

复制 AGEs 致原代海马神经元损伤模型并同时与 100 nM GLP-1、Ex-4 共孵育 24 h，提取细胞总蛋白，Western blot 及免疫荧光检测各实验组 GSK-3β 蛋白 Ser9 位点磷酸化情况。

Western blot 检测具体方法同本章第二节（一）实验方法 2.4.1 的第一步和第二步。

2.1.3　Western blot 检测 GLP-1RA 对 AGEs 致 PC12 细胞 GSK-3β 异常激活的影响

采用 500 μg/mL AGEs 损伤 PC12 细胞，建立细胞模型。药物干预的实验组神经元同时分别与浓度 100 nM 的 GLP-1、Ex-4 共孵育 48 h，Western blot 检测各实验组 GSK-3β 蛋白总量及 Ser9 位点磷酸化情况。

Western blot 具体实验方法同本章第二节（一）实验方法 2.4.1 的第一步和第二步。

2.2　检测 AGEs 和 GLP-1RA 对神经元 PP2A 活性的影响

采用 500 μg/mL AGEs 损伤 PC12 细胞，建立细胞模型。药物干预的实验组神经元同时分别与浓度 100 nM 的 GLP-1、Ex-4 共孵育 48 h，Western blot 检测各实验组 PP2A 蛋白总量及磷酸化情况。

Western blot 具体实验方法同本章第二节（一）实验方法 2.4.1 的第一步和第二步。

2.3　检测 AGEs 和 GLP-1RA 对神经元 OGT 活性的影响

采用 500 μg/mL AGEs 损伤 PC12 细胞，建立细胞模型。药物干预的实验组神经元同时分别与浓度 100 nM 的 GLP-1、Ex-4 共孵育 48 h，Western blot 检测各实验组 OGT 蛋白表达情况。

Western blot 具体实验方法同本章第二节（一）实验方法 2.4.1 的第一步和第二步。

2.4　检测 GSK-3β 抑制 / 激活剂对神经元 tau 蛋白异常磷酸化和药物保护作用的影响

第 8 天待原代海马神经元成熟后进行分组，实验分为 8 组：

（1）空白对照组。

（2）AGEs 模型组：加入 100 μg/mL AGEs 损伤原代海马神经元。

（3）AGEs+GSK3β 激活剂组：AGEs 模型组提前 30 min 加入终浓度为 20 nM 的 wortmannin。

（4）AGEs+Ex-4 药物干预组：AGEs 造模同时加入 100 nM Ex-4 共孵育。

（5）AGEs+ Ex-4+ GSK3β 激活剂组：药物干预前提前 30 min 加入终浓度为 20 nM 的 wortmannin。

（6）AGEs+GLP-1 药物干预组：AGEs 造模同时加入 100 nM GLP-1 共孵育。

（7）AGEs+ GLP-1+ GSK3β 激活剂组：药物干预前提前 30 min 加入终浓度为 20 nM 的 wortmannin。

（8）AGEs+ GSK3β 抑制剂组：AGEs 模型组提前 30 min 加入终浓度为 4 mM 的 LiCl。

24 h 后，Western blot 及免疫荧光检测各实验组 tau 蛋白磷酸化变化。

Western blot 检测具体方法同本章第二节（一）实验方法 2.4.1 的第一步和第二步。

2.5 检测 RNAi 阻断 GSK-3β 表达对神经元 tau 蛋白异常磷酸化和药物保护作用的影响

2.5.1 GSK-3β siRNA 片段的设计

根据 RNA 干扰靶位点的设计原则设计 GSK3β 的 siRNA，通过 BLAST 软件同源分析，排除和其他编码基因同源的序列，委托百奥迈科（Biomics）生物技术有限公司合成 3 段 siRNA 片段，序列如下：

siRNA 片段 448：正义链 GCUAGAUCACUGUAACAUATT；反义链 UAUG-UUACAGUGAUCUAGCTT

siRNA 片段 735：正义链 GCGACUUUGGAAGUGCAAATT；反义链 UUUG-CACUUCCAAAGUCGCTT

siRNA 片段 830：正义链 GCCACCGAUUACACGUCUATT；反义链 UAGA-CGUGUAAUCGGUGGCTT

2.5.2 GSK3β iRNA 片段的筛选

收集生长状态良好的 PC12 细胞，接种于 6 孔板中，在 37 ℃，5% CO_2 及饱和湿度条件下培养 24 h 后细胞汇合度达到 50%，更换无血清 opti-MEM 培养基，4 h 后，进行转染。

具体步骤：

（1）使用 opti-MEM 培养基稀释 Lopofectamine 3000 试剂，充分混匀，六孔板每孔稀释比例为：opti-MEM 125 μL+ Lipo 3000 7.5 μL。

（2）在每管已稀释的 Lipo 3000 试剂中加入稀释的 siRNA（1∶1 比例）。

稀释的 siRNA（终浓度为 5 nM）　　　　　125 μL

稀释的 Lipo 3000　　　　　　　　　　　125 μL

（3）室温孵育 5 min。

（4）每孔加入配置好的 250 μL 复合物。

（5）37 ℃ 细胞培养箱中孵育细胞 6 h 后换液。

（6）37 ℃ 细胞培养箱中孵育 24 h 后更换含 1% FCS 的 DMEM 高糖培养基。

（7）37 ℃ 细胞培养箱中孵育 48 h 后收集细胞，提取细胞总蛋白，Western blot 检测各实验组细胞 GSK-3β 沉默率。

Western blot 检测具体方法同本章第二节（一）实验方法 2.4.1 的第一步和第二步。

2.5.3 Western blot 检测 RNAi 阻断 GSK3β 表达对神经元 tau 蛋白异常磷酸化和药物保护作用的影响

收集生长状态良好的 PC12 细胞，接种于 6 孔板中，在 37 ℃，5% CO_2 及饱和湿度条件下培养 24 h 后细胞汇合度达到 50%，更换无血清 opti-MEM 培养基，4 h 后，进行转染。

具体步骤：

（1）使用 opti-MEM 培养基稀释 Lopofectamine 3000 试剂，充分混匀，六孔板每孔稀释比例为：opti-MEM 125 μL + Lipo 3000 7.5 μL。

（2）在每管已稀释的 Lipo 3000 试剂中加入稀释的 siRNA（1：1 比例）。

稀释的 siRNA（终浓度为 5 nM）   125 μL

稀释的 Lipo 3000   125 μL

（3）室温孵育 5 min。

（4）每孔加入配置好的 250 μL 复合物。

（5）37 ℃ 细胞培养箱中孵育细胞 6 h 后换液；

（6）37 ℃ 细胞培养箱中孵育 24 h 后，采用 500 μg/mL AGEs 损伤 PC12 细胞，药物干预的实验组神经元同时分别与浓度 100 nM 的 GLP-1、exendin-4 共孵育 48 h；

（7）收集细胞，提取细胞总蛋白，Western blot 检测各实验组细胞 tau 蛋白异常磷酸化水平变化。

Western blot 检测具体方法同本章第二节（一）实验方法 2.4.1 的第一步和第二步。

3 实验结果

3.1 不同浓度的 AGEs 对原代海马神经元 GSK-3β 活性的影响

分别采用 0、50、100、200 μg/mL AGEs 与原代海马神经元细胞共孵育 24 h，提取细胞总蛋白，Western blot 检测各实验组 GSK-3β 蛋白总量及 Ser9 位点磷酸化情况。如图 1-19 所示，50、100、200 μg/mL 的 AGEs 均能显著（$P<0.05$）下调原

代海马神经元细胞胞内的 GSK-3β 在 ser9 位点磷酸化水平，且 AGEs 的这种抑制作用具有明显的浓度依赖性。实验说明 AGEs 能够异常激活 GSK-3β 激酶的活性。

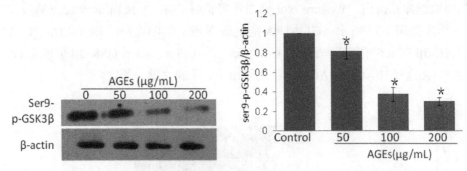

图 1-19 不同浓度的 AGEs 对原代海马神经元 GSK-3β 活性的影响

(*P<0.05 vs. Control)

3.2 GLP-1RA 对 AGEs 致原代海马神经元 GSK-3β 异常激活的影响

复制 AGEs 致原代海马神经元损伤模型并同时与 100 nM GLP-1、Ex-4 共孵育 24 h，提取细胞总蛋白，Western blot 检测各实验组 GSK-3β 蛋白 Ser9 位点磷酸化情况。结果如图 1-20 所示，GLP-1RA 能显著缓解（$P<0.05$）AGEs 导致的原代海马神经元细胞 GSK-3β 在 ser9 位点磷酸化水平的下降（$P<0.05$）。提示 GSK-3β 可能是 GLP-1/GLP-1R 途径与 AGEs/RAGE 途径之间相互联系的关键分子之一。

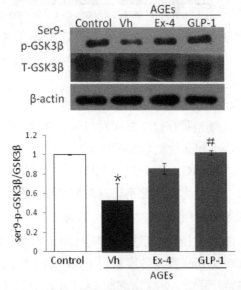

图 1-20 GLP-1RA 对 AGEs 致原代海马神经元 GSK-3β 异常激活的影响

(*P<0.05 vs. Control; #P<0.05 vs. AGEs)

3.3 GLP-1RA 对 AGEs 致 PC12 细胞 GSK-3β 异常激活的影响

复制 AGEs 致 PC12 细胞损伤模型并同时与 100 nM GLP-1、Ex-4 共孵育 48 h，提取细胞总蛋白，Western blot 检测各实验组 GSK-3β 蛋白 Ser9 位点磷酸化情况。结果如图 1-21 所示，GLP-1RA 能显著缓解（$P<0.05$）AGEs 导致的 PC12 细胞 GSK-3β 在 ser9 位点磷酸化水平的下降（$P<0.05$）。提示 GSK-3β 可能是 GLP-1/GLP-1R 途径与 AGEs/RAGE 途径之间相互联系的关键分子之一。

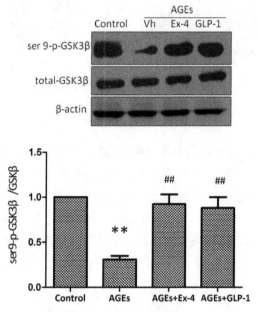

图 1-21 GLP-1RA 对 AGEs 致 PC12 细胞 GSK-3β 异常激活的影响
（$**P<0.01$ vs. Control; $^{\#\#}P<0.01$ vs. AGEs）

3.4 AGEs 和 GLP-1RA 对神经元 PP2A 活性的影响

复制 AGEs 致 PC12 细胞损伤模型并同时与 100 nM GLP-1、Ex-4 共孵育 48 h，提取细胞总蛋白，Western blot 检测各实验组 PP2A 总蛋白及磷酸化情况。结果如图 1-22 所示，GLP-1RA 及 AGEs 对神经元 PP2A 蛋白表达均无影响。提示 GLP-1 改善 AGEs 导致的 tau 蛋白异常磷酸化不通过调节 PP2A 活性。

3.5 AGEs 和 GLP-1RA 对神经元 OGT 活性的影响

复制 AGEs 致 PC12 细胞损伤模型并同时与 100 nM GLP-1、Ex-4 共孵育 48 h，提取细胞总蛋白，Western blot 检测各实验组 OGT 蛋白水平情况。结果如图 1-23 所示，GLP-1RA 能够显著降低 AGEs 引起的 OGT 水平升高（$P<0.05$）。

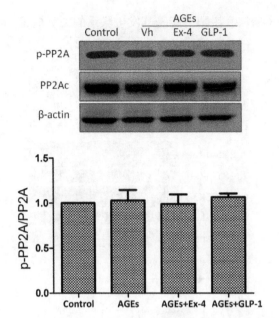

图 1-22　AGEs 和 GLP-1RA 对神经元 PP2A 活性的影响

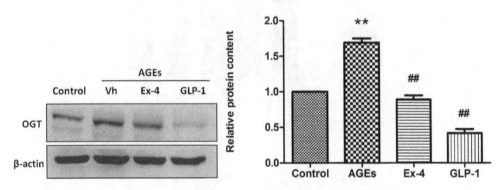

图 1-23　AGEs 和 GLP-1RA 对神经元 OGT 活性的影响

（**$P<0.01$ vs. Control; ##$P<0.01$ vs. AGEs）

3.6　GSK-3β 抑制/激活剂对神经元 tau 蛋白异常磷酸化和药物保护作用的影响

如图 1-24 所示，实验中分别采用了 GSK-3β 激酶抑制剂 LiCl、激活剂 Wortmannin 分别阻断和激活 GSK-3β 激酶。实验结果显示外源性采用 LiCl、Wortmannin 干预，LiCl 抑制 GSK-3β 后能明显阻断糖基化终产物所导致神经元 tau 蛋白异常过度磷酸化；外源性采用 Wortmannin 干预，激活 GSK-3β 后能明显阻断 GLP-1 及其类似物 Ex-4 对糖基化终产物所导致原代海马神经元 tau 蛋白异常过度磷酸化的抑制作用，提示 GLP-1/GLP-1R/GSK-3β 途径与糖尿病相关 AD 的发生之间具有紧密联系，GSK-3β 激酶可能是其发生联系的关键枢纽。

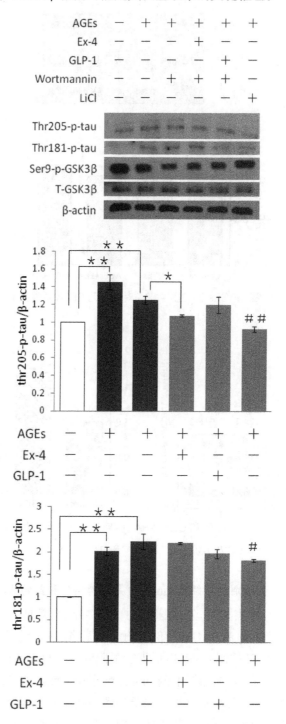

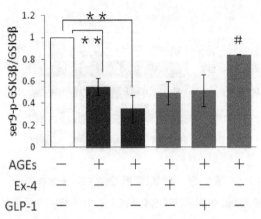

图 1-24　GSK-3β 抑制 / 激活剂对

神经元 tau 蛋白异常磷酸化和药物保护作用的影响

（ *P<0.05, **P<0.01 vs. Control; #P<0.05 vs. AGEs)

3.7　RNAi 阻断 GSK-3β 表达对神经元 tau 蛋白异常磷酸化和药物保护作用的影响

如图 1-25 所示，采用 3 个不同 siRNA 片段干扰 GSK-3β 表达，Western blot 检测各实验组 GSK-3β 沉默率，其中片段 830 的 siRNA 沉默率最高，因此，后续试验选择此 siRNA 片段作为干扰片段。

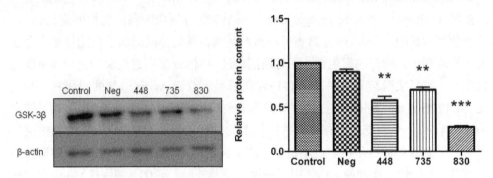

图 1-25　3 个不同 siRNA 片段对 GSK-3β 表达的影响

（ **P<0.01, ***P<0.001 vs. Control)

如图 1-26，采用 siRNA 干扰 GSK-3β 表达，Western blot 检测各实验组 tau 蛋白异常磷酸化水平，实验结果表明沉默 GSK-3β，阻断了 GLP-1 及其类似物 Ex-4 对 AGEs 导致 PC12 细胞 tau 蛋白异常过度磷酸化的抑制作用，说明 GLP-1/Ex-4 发挥神经保护作用的靶点为 GSK-3β。但是 siRAN 干预并不能阻断 AGEs 引起 tau 过度磷酸化，说明 AGEs 的神经损伤可能是通过多通路进行的。

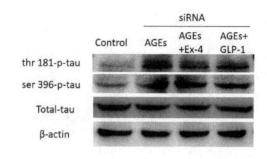

图 1-26　RNAi 阻断 GSK-3β 表达对

神经元 tau 蛋白异常磷酸化和 GLP-1RA 保护作用的影响

4　讨论

过度磷酸化的 tau 蛋白是阿尔兹海默症患者大脑内出现神经元病变的早期病理改变信号[1]。Tau 蛋白的磷酸化主要由蛋白激酶和磷酸酯酶活性的调控，当磷酸酯酶被抑制或蛋白激酶被过度激活时，tau 蛋白发生过度磷酸化[2,3]。蛋白磷酸酯酶 2A（protein phosphatase 2A, PP2A）是调节 tau 蛋白磷酸化最重要的磷酸酯酶，其活性增强能抑制 tau 蛋白异常磷酸化[4]。糖原合成酶激酶 -3β（glycogen synthase kinase-3β, GSK-3β）、蛋白激酶 A（protein kinase A, PKA）、钙调蛋白激酶 II（calcium calmodulin-dependent protein kinase II, CaMK II）、有丝分裂原激活蛋白激酶（mitogen activated protein kinase, MAPK）等蛋白激酶活化均可使 tan 蛋白磷酸化[5]。其中，GSK-3β 是最重要的蛋白激酶，其活性减弱则不仅能使糖原合成酶活性增强干预糖尿病发生[6]，同时还能通过抑制 tau 蛋白过度磷酸化干预 AD 的发生[7]。本章实验结果表明，GLP-1RA 能够显著改善 AGEs 引起的原代海马神经元 /PC12 细胞 tau 蛋白多位点过度磷酸化水平，且提示 GLP-1/GLP-1R 途径系统与 AGE/RAGE 信号系统之间存在着共同调节的并能干预 tau 磷酸化水平的关键信号分子，但其具体的分子机制尚不清楚。本章实验结果显示，GLP-1RA 能够通过抑制 GSK-3β 活性直接调控 AGEs 引起的原代海马神经元 /PC12 细胞株 tau 蛋白磷酸化水平，但对 PP2A 活性并无影响。提示 GSK-3β 是 GLP-1RA 发挥神经保护作用的主要靶点。

Tau 蛋白除磷酸化修饰外，其异常糖基化修饰也能导致 tau 蛋白病变。Tau 蛋白 O-GlcNAc 糖基化修饰水平受 O-GlcNAc 糖基转移酶（OGT）和 O-GlcNAc 糖苷酶（O-GlcNAcase, OGA）共同调控。OGT 将 O-GlcNAc 连接到肽链的丝氨酸或苏氨酸羟基上，OGA 将 O-GlcNAc 从蛋白质的羟基去除。本章实验结果表明，GLP-1RA 能够降低 AGEs 导致的原代海马神经元 /PC12 细胞中蛋白整体 O-GlcNAc 糖基化修饰水平，但对 tau 蛋白 O-GlcNAc 糖基化修饰水平并无影响。本章研究对

OGT 活性进行检测，结果发现 GLP-1RA 能够降低 AGEs 导致的原代海马神经元 /
PC12 细胞中 OGT 活性，但具体作用仍有待阐明。

　　为了进一步揭示 GSK-3β 激酶在 GLP-1/GLP-1R 途径与 AGE/RAGE 信号途径
之间的重要作用，确证 GSK-3β 激酶可能为 GLP-1RA 治疗糖尿病相关的 AD 的
潜在靶点，本研究分别采用 GSK-3β 激酶激活剂 Wortmannin[8]、抑制剂 LiCl[9]、
siRNA 分别过度激活或阻断 GSK-3β 的活性。Li+ 是最早发现的 GSK-3β 的抑制
剂之一，目前 LiCl 已经作为实验中研究抑制 GSK-3β 的工具药而被广泛应用。
Wortmannin 是一种常用的 phosphatidylinositol 3-kinase（PI3K）抑制剂，其可以通
过细胞与 PI3K 的催化亚基结合，阻断 PI3K/Akt 信号途径，进而激活 GSK-3β。实
验研究中 Wortmannin 常被用作激活 GSK-3β 激酶的工具药。实验结果显示 GSK-
3β 激酶抑制剂 LiCl 能够显著缓解 AGEs 导致的神经元 tau 蛋白过度磷酸化；而采
用 Wortmannin 过度激活 GSK-3β 或 siRNA 干扰 GSK-3β 能明显抑制 GLP-1RA 对
AGEs 致神经元 tau 蛋白过度磷酸化的干预作用。综合以上实验结果，提示 GLP-
1/GLP-1R 途径系统与 AGE/RAGE 信号系统之间可通过 GSK-3β 激酶紧密相连，
GSK-3β 激酶可能为 GLP-1RA 治疗糖尿病相关的 AD 的潜在靶点。

参考文献

[1] Querfurth HW, LaFerla FM. Alzheimer's disease[J]. N Eng J Med, 2010, 362(4):329-344.

[2] Iqbal K, Alonso Adel C, Chen S, *et al*. Tau pathology in Alzheimer disease and other tauopathies[J]. Biochim Biophys Acta, 2005,1739(2-3):198-210.

[3] Liu GP, Zhang Y, Yao XQ, *et al*. Activation of glycogen synthase kinase-3 inhibits protein phosphatase-2A and the underlying mechanisms[J]. Neurobiol Aging, 2008,29(9):1348-1358.

[4] Liu F, Grundke-Iqbal I, Iqbal K, *et al*. Contributions of protein phosphatases PP1, PP2A, PP2B and PP5 to the regulation of tau phosphorylation[J]. Eur J Neurosci, 2005,22(8):1942-1950.

[5] Iqbal K, Liu F, Gong CX, *et al*. Mechanisms of tau-induced neurodegeneration[J]. Acta Neuropathol, 2009,118(1):53-69.

[6] Mussmann R, Geese M, Harder F, *et al*. Inhibition of GSK3 promotes replication and survival of pancreatic beta cells[J]. J Biol Chem, 2007, 282(16):12030-12037.

[7] Hur EM, Zhou FQ. GSK3 signalling in neural development[J]. Nat Rev Neurosci, 2010,11(8):539-551.

[8] Li XH, Lv BL, Xie JZ, *et al*. AGEs induce Alzheimer-like tau pathology and memory deficit via RAGE-mediated GSK-3 activation[J]. Neurobiol Aging, 2012, 33(7):1400-1410.

[9] Chen Y, Cao CP, Li CR, *et al*. Ghrelin modulates insulin sensitivity and tau phosphorylation in high glucose-induced hippocampal neurons[J]. Biol Pharm Bull, 2010, 33(7):1165-1169.

二、GLP-RA 调节 AGEs 致小鼠脑内 tau 蛋白异常磷酸化的分子机制

1 材料、试剂与仪器

1.1 材料

ICR 雄性小鼠（6 周龄） 扬州大学比较医学中心

1.2 试剂

1.2.1 试剂

exendin-4	上海吉尔生化有限公司
牛血清白蛋白	Biosharp
p-PP2A Antibody	Santa Cruz
p- GSK-3β Antibody (Ser 9)	Cell Signaling Technology
Total GSK-3β Antibody	Cell Signaling Technology
PP2Ac Antibody	Santa Cruz
β-actin Antibody	Cell Signaling Technology
anti-rabbit IgG, HRP-linked antibody	Cell Signaling Technology
anti-mouse IgG, HRP-linked antibody	Cell Signaling Technology
ECL 化学发光试剂	Millpore
PVDF 膜	Millpore
BCA 蛋白浓度测定试剂盒	碧云天生物技术研究所
Western 及 IP 细胞裂解液	碧云天生物技术研究所
Western 一抗稀释液	碧云天生物技术研究所

蛋白酶抑制剂	Biovision
磷酸酶抑制剂	Biovision
蛋白预染 marker	Thermo
TEMED	Sigma

其他试剂均为国产分析纯

1.2.2　溶液配制

（1）SDS-PAGE 胶：见第一章第二节（一）实验方法 1.2.2。

（2）电泳和 Western blot 缓冲液：见第一章第二节（一）实验方法 1.2.2。

1.3　仪器

荧光倒置显微镜	Olympus
Multiskan 全波长酶标仪	Thermo
电热恒温水浴锅	江苏省医疗器材厂
稳流稳压电泳仪	Tanon
半干式转膜仪	北京六一仪器厂
高速冷冻离心机	湖南湘仪离心机仪器有限公司
TDL80-2B 台式低速离心机	上海安亭科学仪器厂
BS110S 电子分析天平	北京赛多利斯仪器系统有限公司
GH6000 隔水式培养箱	天津泰斯特仪器有限公司
垂直型电泳槽	Bio-Rad
ChemiDOCTM XRS+ 分子成像系统	Bio-Rad
Mylab 酶标板摇床	Seoulin Bioscience

2　实验方法

2.1　检测 Ex-4 对实验小鼠脑内海马区 GSK-3β 活性的影响

造模后药物干预第 16 天处死各实验组小鼠，快速取出脑组织，分离小鼠的大脑海马组织，Western blot 检测 GSK3β 总蛋白及 GSK3β 在 Ser9 位点磷酸化水平变化。

动物组织 Western blot 具体方法同本章第二节（二）实验方法 2.1.2。

2.2　检测 Ex-4 对实验小鼠脑内海马区 PP2A 活性的影响

造模后药物干预第 16 天处死各实验组小鼠，快速取出脑组织，分离小鼠的大脑海马组织，Western blot 检测 PP2A 总蛋白及磷酸化水平变化。

动物组织 Western blot 具体方法同本章第二节（二）实验方法 2.1.2。

3　实验结果

3.1　Ex-4 及 AGEs 对小鼠海马 GSK3β 激酶活性的影响

Western blot 检测各实验组小鼠 GSK-3β 激酶活性，实验结果如图 1-27 所示，AGEs 降低 GSK-3β 磷酸化水平，GSK-3β 激酶活性被异常激活（$P<0.01$）；而 Ex-4 干预后，可使下降的 GSK-3β 的 ser9 位点磷酸化水平显著上调（$P<0.05$）。说明 Ex-4 可通过调节 GSK-3β 激酶活性进而直接调节 tau 蛋白异常磷酸化水平。

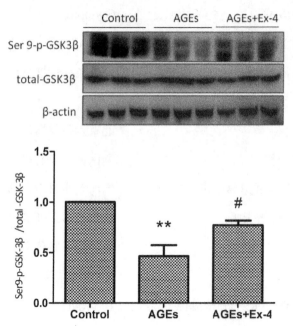

图 1-27　Ex-4 对 AGEs 致小鼠海马区 GSK-3β 异常激活的影响

（**$P<0.01$ vs. Control; #$P<0.05$ vs. AGEs）

3.2　Ex-4 及 AGEs 对小鼠海马 PP2A 活性的影响

Western blot 检测各实验组小鼠 PP2A 活性变化，实验结果如图 1-28 所示，AGEs 及 Ex-4 均不影响小鼠海马区 PP2A 表达变化。说明 Ex-4 调节 AGEs 引起的小鼠海马区 tau 异常磷酸化水平并不通过影响 PP2A 活性。

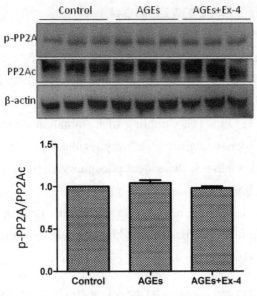

图 1-28 Ex-4 及 AGEs 对小鼠海马区 PP2A 的影响

4 讨论

本章第二节研究表明，GLP-1 长效类似物——exendin-4 能够改善外周循环系统 AGEs 导致的小鼠脑部海马区 tau 蛋白异常磷酸化水平，但具体机制仍需进一步探讨。tau 蛋白的磷酸化主要受蛋白激酶 GSK-3β 和磷酸酯酶 PP2A 的调节。同时，PP2A 和 GSK-3β 之间还能相互作用和影响，PP2A 的活化能激活 GSK-3β，而 GSK-3β 又能通过 cAMP 应答元件结合蛋白（cAMP response element binding protein, CREB）影响 PP2A 的表达[1]。另外，GSK-3β 分别在糖尿病[2] 和阿尔茨海默症[3] 这两种疾病的发生中都具有重要的意义。在胰岛素信号传导通路中，GSK-3β 还受胰岛素/磷脂酰肌醇-3 激酶（phosphatidylinositol 3-kinase, PI-3K）途径调控，抑制 GSK-3β 使糖原合成酶活性增强，改善糖尿病中葡萄糖的代谢异常[4,5]。结合第二节结果，本章节在整体动物水平上进一步深入探讨了 exendin-4 及 AGEs 是否影响了 GSK-3β 激酶及 PP2A 活性。实验结果显示 exedin-4 能够通过抑制 GSK-3β 激酶活性直接改善 AGEs 引起的小鼠海马 tau 蛋白多位点异常磷酸化水平，但并不影响 PP2A 活性变化。提示 GSK-3β 可能是 GLP-1RA 治疗糖尿病相关 AD 的潜在靶点。

参考文献

[1] Yao XQ, Zhang XX, Yin YY, *et al*. Glycogen synthase kinase-3β regulates Tyr307 phosphorylation of protein phosphatase-2A via protein tyrosine phosphatase 1B but

not Src[J]. Biochem J, 2011, 437(2):335-344.

[2] Mussmann R, Geese M, Harder F, et al. Inhibition of GSK3 promotes replication and survival of pancreatic beta cells[J]. J Biol Chem, 2007, 282(16):12030-12037.

[3] Hur EM, Zhou FQ. GSK3 signalling in neural development[J]. Nat Rev Neurosci, 2010, 11(8):539-551.

[4] Meske V, Albert F, Ohm TG. Coupling of mammalian target of rapamycin with phosphoinositide 3-kinase signaling pathway regulates protein phosphatase 2A- and glycogen synthase kinase-3 -dependent phosphorylation of Tau[J]. J Biol Chem, 2008, 283(1):100-109.

[5] Chen Y, Cao CP, Li CR, et al. Ghrelin modulates insulin sensitivity and tau phosphorylation in high glucose-induced hippocampal neurons[J]. Biol Pharm Bull, 2010, 33(7):1165-1169.

三、GLP-1RA 调节 AGEs 引起的氧化应激的分子机制

1 材料、试剂与仪器

1.1 材料

PC12 细胞株	购自 ATCC
ICR 雄性小鼠（6 周龄）	扬州大学比较医学中心

1.2 试剂

1.2.1 试剂

DMEM 高糖培养基	Gibco
新生牛血清 FCS	Gibco
胰蛋白酶 1：250	Biosharp
HEPES	Sigma
链霉素钠	上海生工生物工程有限公司
氨苄西林	上海生工生物工程有限公司
EDTA-2Na	Sigma
exendin-4	上海吉尔生化有限公司
GLP-1	上海吉尔生化有限公司

牛血清白蛋白	Biosharp
PGC-1α Antibody	Biovision
NRF-1 Antibody	Cell Signaling Technology
TFAM Antibody	Santa Cruz
β-actin Antibody	Cell Signaling Technology
anti-rabbit IgG, HRP-linked antibody	Cell Signaling Technology
anti-mouse IgG, HRP-linked antibody	Cell Signaling Technology
protein a/g plus agarose	Santa Cruz
ECL 化学发光试剂	Millpore
PVDF 膜	Millpore
BCA 蛋白浓度测定试剂盒	碧云天生物技术研究所
Western 及 IP 细胞裂解液	碧云天生物技术研究所
Western 一抗稀释液	碧云天生物技术研究所
免疫染色固定液	碧云天生物技术研究所
蛋白酶抑制剂	Biovision
磷酸酶抑制剂	Biovision
蛋白预染 marker	Thermo
TEMED	Sigma
过氧化氢酶检测试剂盒	碧云天生物技术研究所
CuZn/Mn-SOD 活性检测试剂盒 (WST-8 法)	碧云天生物技术研究所
总谷胱甘肽过氧化物酶检测试剂盒	碧云天生物技术研究所
GSK-3β Antibody	Cell Signaling Technology
组织线粒体分离试剂盒	碧云天生物技术研究所

其他试剂均为国产分析纯

1.2.2　溶液配制

（1）0.01M PBS 缓冲液（pH 7.2）：见本章第二节（一）1.2.2。

（2）0.25 % 胰酶溶液：见本章第二节（一）1.2.2。

（3）DMEM（高糖）基础培养基：见本章第二节（一）1.2.2。

（4）SDS-PAGE 胶：见本章第二节（一）1.2.2。

（5）电泳和 Western blot 缓冲液：见本章第二节（一）1.2.2。

1.3 仪器

相差显微镜	Motic
Multiskan 全波长酶标仪	Thermo
PHS-25 数显 pH 计	上海精密科学仪器有限公司
电热恒温水浴锅	江苏省医疗器材厂
CO_2 细胞培养箱	Thermo Forma
立式压力蒸汽灭菌器	上海申安医疗器械厂
超净工作台	苏净集团安泰公司
稳流稳压电泳仪	Tanon
半干式转膜仪	北京六一仪器厂
高速冷冻离心机	湖南湘仪离心机仪器有限公司
TDL80-2B 台式低速离心机	上海安亭科学仪器厂
BS110S 电子分析天平	北京赛多利斯仪器系统有限公司
GH6000 隔水式培养箱	天津泰斯特仪器有限公司
85-1 型磁力搅拌器	上海司乐仪器厂
垂直型电泳槽	Bio-Rad
液氮生物容器	四川亚西橡塑机器有限公司
ChemiDOCTM XRS+ 分子成像系统	Bio-Rad
Mylab 酶标板摇床	Seoulin Bioscience

2 实验方法

2.1 小鼠海马组织线粒体的分离

动物造模方法同本章第二节实验方法 2.2.2。第 16 天处死各实验组小鼠，冰上快速取其大脑的海马组织，分离组织线粒体。

具体方法：

（1）海马组织称重，放入置于冰上的匀浆器中。

（2）加入 10 倍体积预冷的线粒体分离试剂 A（临用前加入蛋白酶抑制剂），在冰浴上进行匀浆，匀浆 10 次左右。

（3）在 4 ℃ 条件下，将匀浆 600 g 离心 5 min。

（4）小心将上清转移至新的 EP 管中，4 ℃ 条件下 11000g 离心 10 min。

（5）小心去除上清，沉淀即为得到的组织线粒体。

2.2　检测 Ex-4 及 AGEs 对小鼠海马线粒体过氧化氢酶（CAT）活性的影响

第 16 天处死各实验组小鼠，冰上快速取其大脑的海马组织，分离组织线粒体，检测各实验组小鼠海马线粒体过氧化氢酶活性。

具体步骤：

1）配制 250 mM、5 mM 过氧化氢溶液。

2）配制显色工作液。取适量过氧化物酶，按照 1:1000 比例用显色底物稀释，配制成显色工作液。

3）用裂解液裂解组织线粒体，并用过氧化氢酶检测缓冲液稀释稀释样品。

4）标准曲线测定：

（1）取 0 μL、12.5 μL、25 μL、50 μL、75 μL 配制好的 5 mM 过氧化氢溶液至 1.5 mL EP 管中，再加入过氧化氢酶检测缓冲液至 100 μL，充分混匀；

（2）各取 4 μL，加入至 96 孔板中。加入 200 μL 显色工作液，25 ℃ 条件下孵育 15 min；

（3）酶标仪测定 A_{520} 值，绘制标准曲线。

5）样品测定：

表 1-1　过氧化氢酶活性检测试剂加样表

项目	空白对照	样品
样品体积	0 μL	x μL
过氧化氢酶检测缓冲液	40 μL	40-x μL
250 mM 过氧化氢溶液	10 μL	10 μL

（1）按照上表，取 x μL 样品至 1.5 mL EP 管中，加入过氧化氢酶检测缓冲液至终体积为 40 μL，再加入 10 μL 250 mM 过氧化氢溶液，迅速混匀，25 ℃ 反应 1~5 min。

（2）加入 450 μL 过氧化氢酶反应终止液，涡旋混匀以终止反应。

（3）取一支洁净 EP 管加入 40 μL 过氧化氢酶检测缓冲液，再加入 10 μL 已终止并混匀的上述反应体系，混匀。

（4）从上一步骤的 50 μL 体系中取 10 μL 加入 96 孔板中，加入 200 μL 显色工作液。

（5）25 ℃ 孵育 15 min，酶标仪测定 A_{520}。

6）根据标准曲线，计算过氧化氢酶活力。

2.3 检测 Ex-4 及 AGEs 对小鼠海马线粒体锰超氧化物歧化酶（Mn-SOD）活性的影响

第 16 天处死各实验组小鼠，冰上快速取其大脑的海马组织，分离组织线粒体，检测各实验组小鼠海马线粒体中 Mn-SOD 活性。

1）样品准备

（1）海马组织线粒体加入裂解液进行匀浆，匀浆液 4 ℃ 离心，取上清作为待测样品，BCA 法测定各组蛋白浓度（BCA 法同本章实验方法 2.4.1 的第一步）。

（2）将 Cu/Zn-SOD 抑制剂 A 和经适当稀释的样品按 1∶24 的体积比在离心管内混合好，37 ℃ 孵育 1 h；取 20 μL Cu/Zn-SOD 抑制剂 B 加入 780 μL 水中，混匀。将 40 倍稀释的 Cu/Zn-SOD 抑制剂 B 和上述混合物再按 1∶5 的体积比混合均匀，37 μL 再孵育 15 min，样品放于 4 ℃ 暂时保存。

2）WST-8/ 酶工作液的配制：按照每个反应 160 μL 的体积配置适量的 WST-8/ 酶工作液。均匀混合 151 μL SOD 检测缓冲液、8 μL WST-8 和 1 μL 酶溶液，即可配置成 160 μL WST-8/ 酶工作液。

3）反应启动工作液的配制：按照每 1 μL 反应启动液（40）加入 39 μL SOD 检测缓冲液的比例进行稀释，混匀后即为反应启动液。

4）样品测定，按照下表设置样品孔和各种空白对照空。

表 1-2 超氧化物歧化酶活性检测试剂加样表

项目	样品	空白对照 1	空白对照 2
待测样品	20 μL	—	—
SOD 检测缓冲液	—	20 μL	40 μL
WST-8/ 酶工作液	160 μL	160 μL	160 μL
反应启动工作液	20 μL	20 μL	—

5）37 ℃ 孵育 30 min。

6）酶标仪测定 A_{450} 值。

7）抑制百分率 = $(A_{空白对照 1} - A_{样品})/(A_{空白对照 1} - A_{空白对照 2})100\%$。

待测样品中 SOD 酶活力单位＝检测体系中 SOD 酶活力单位＝抑制百分率／（1-抑制百分率）units

8）根据样品的蛋白浓度和稀释倍数，将 SOD 活力单位换算为 U/mg 蛋白。

2.4 检测 Ex-4 及 AGEs 对小鼠海马线粒体谷胱甘肽过氧化物酶 (GSH-Px) 活性的影响

第 16 天处死各实验组小鼠，冰上快速取其大脑的海马组织，分离组织线粒体，检测各实验组小鼠海马线粒体中 Mn-SOD 活性。

1）海马组织线粒体加入裂解液进行匀浆，匀浆液 4℃离心，取上清作为待测样品，BCA 法测定各组蛋白浓度（BCA 法同本章实验方法 2.4.1 的第一步）。

2）取 2.5 mg NADPH，加入 300 μLMilli-Q 级纯水或重蒸水，混匀，配制成为 10 mM NADPH。

3）取 14 mg GSH 中加入 550 μL Milli-Q 级纯水，溶解并混匀，配制成 84 mM GSH 溶液。

4）GPx 检测工作液的配制：按照 5 μL 10 mM NADPH+5 μL 84 mM GSH+ 0.4 μL 谷胱甘肽还原酶比例。

5）取 21.5 μL 过氧化物试剂加入 10 mL Milli-Q 级纯水，混匀，配制成 15 mM 过氧化物试剂溶液。

6）所有试剂使用前温育到 25 ℃。

7）样品测定：

表 1-3　谷胱甘肽过氧化物酶活性检测试剂加样表

项目	空白对照	样品本底对照	样品
谷胱甘肽过氧化物酶检测缓冲液	186 μL	180~188 μL	176-184 μL
待测样品	—	2-10 μL	2-10 μL
GPx 检测工作液	10 μL	10 μL	10 μL
15 mM 过氧化物试剂溶液	4 μL	—	—
总体积	200 μL	200 μL	200 μL

（1）按照上表，依次加入检测缓冲液、待测样品和 GPx 检测工作液，混匀。

（2）温度为 25 ℃，酶标仪检测 A_{340} 值。

（3）连续测定 3 min；前 15 s 数据需弃掉。

8）样品中谷胱甘肽过氧化物酶酶活力的计算：

检测体系中谷胱甘肽过氧化物酶活力 =[A_{340}/min（样品）—A_{340}/min（空

白）]/0.00622

样品中谷胱甘肽过氧化物酶活力 =[检测体系中谷胱甘肽过氧化物酶活力][稀释倍数]/[样品中的蛋白浓度]

2.5　检测 Ex-4 及 AGEs 对小鼠海马线粒体生物发生关键调控因子的影响

造模后药物干预第 16 天处死各实验组小鼠，快速取出脑组织，分离小鼠的大脑海马组织，Western blot 检测各实验组过氧化物酶增殖物激活受体 γ 辅助激活因子 -1α（peroxisome proliferator-activated receptorycoactivator 1α, PGC-1α）、核呼吸因子 -1（nuclear respiratory factor-1, NRF-1）及线粒体转录因子 A（mitochondrial transcription factor A, Tfam）的蛋白表达情况。

动物组织 Western blot 具体方法同本章第二节实验方法 2.1.2。

2.6　检测 GLP-1RA 及 AGEs 对 PC12 细胞线粒体生物发生关键调控因子的影响

采用 500 μg/mL AGEs 损伤 PC12 细胞，建立细胞模型。药物干预的实验组神经元同时分别与浓度 100 nM 的 GLP-1、Ex-4 共孵育 48 h，Western blot 检测各实验组 PGC-1α、NRF-1、Tfam 的蛋白表达情况。

Western blot 具体实验方法同本章第二节（一）实验方法 2.4.1 的第一步和第二步。

2.7　检测 GSK-3β 对 PGC-1α 的直接作用

采用 500 μg/mL AGEs 损伤 PC12 细胞，建立细胞模型。药物干预的实验组神经元同时分别与浓度 100 nM 的 GLP-1、Ex-4 共孵育 48 h。

（1）弃掉 6 孔板中培养基，每孔加入 1 mL 预冷的 PBS 洗涤 2 次，充分弃去 PBS 后，将 6 孔板置于冰上，每孔加入 100 μL 含有磷酸酶抑制剂和蛋白酶抑制剂的 RIPA 裂解液，细胞刮刀轻轻刮下细胞，移液器收集细胞碎片和裂解液，转移至 1.5 mL 离心管中。整个过程在冰上快速进行。

（2）冰上裂解 30 min，每 5 min 将离心管充分涡旋震荡。

（3）4 ℃ 下 12000 rpm 离心 5 min。

（4）离心后小心吸取上清转移至提前预冷的 1.5 mL 离心管中，可保存于 -80 ℃。

（5）BCA 方法测定蛋白含量，测定方法同本章实验方法 2.4.1 的第一步和第二步。

（6）每支样品取少量裂解液以备 Western blot 分析，将不同样品的总蛋白质含量调整至同样水平。

（7）每支样品剩余裂解液加入 1 μL GSK-3β 抗体，于 4 ℃ 摇床缓慢摇晃孵育 1 h。

（8）每支样品加入 20 μL protein a/g plus agarose，于 4 ℃ 摇床缓慢摇晃孵育过夜。

（9）免疫沉淀反应后，4 ℃ 2500 rpm 离心 5 min，将 protein a/g plus agarose 离心至管底，弃掉上清。

（10）Protein a/g plus agarose 用 1 mL RAPI 裂解缓冲液洗 3 次。

（11）每支样品中加入 60 μL 1×SDS 上样缓冲液，充分混匀后沸水浴 5 min，即为制备好的上样液，保存于 -20 ℃。

（12）Western blot 检测各实验组 PGC-1α 蛋白表达变化。

3　实验结果

3.1　Ex-4 及 AGEs 对小鼠海马线粒体 CAT 活性的影响

第 16 天处死各实验组小鼠，冰上快速取其大脑的海马组织，分离组织线粒体，检测各实验组小鼠海马线粒体过氧化氢酶活性。结果如图 1-29 所示，AGEs 显著降低小鼠海马线粒体内 CAT 活性（$P<0.05$）；Ex-4 干预能够明显提高小鼠海马线粒体内 CAT 活性（$P<0.05$）。实验说明 Ex-4 能够显著改善 AGEs 引起的小鼠脑部海马组织内抗氧化酶 CAT 活性降低的情况。

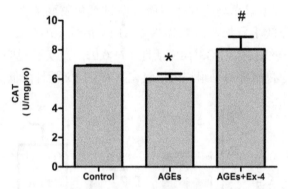

图 1-29　Ex-4 及 AGEs 对小鼠海马线粒体 CAT 活性的影响

（*$P<0.05$ vs. Control; #$P<0.05$ vs. AGEs）

3.2　Ex-4 及 AGEs 对小鼠海马线粒体 Mn-SOD 活性的影响

第 16 天处死各实验组小鼠，冰上快速取其大脑的海马组织，分离组织线粒体，检测各实验组小鼠海马线粒体锰超氧化物歧化酶活性。结果如图 1-30 所示，AGEs 显著降低小鼠海马线粒体内 Mn-SOD 活性（$P<0.01$）；Ex-4 干预能够明显提高小鼠海马线粒体内 Mn-SOD 活性（$P<0.01$）。实验说明 Ex-4 能够显著改善 AGEs 引起的小鼠脑部海马组织内抗氧化酶 Mn-SOD 活性降低的情况。

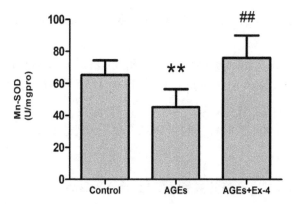

图 1-30　Ex-4 及 AGEs 对小鼠海马线粒体 Mn-SOD 活性的影响

（**$P<0.01$ vs. Control; ##$P<0.01$ vs. AGEs）

3.3 检测 Ex-4 及 AGEs 对小鼠海马线粒体 GSH-Px 活性的影响

第 16 天处死各实验组小鼠，冰上快速取其大脑的海马组织，分离组织线粒体，检测各实验组小鼠海马线粒体谷胱甘肽过氧化物酶活性。结果如图 1-31 所示，AGEs 显著降低小鼠海马线粒体内 GSH-Px 活性（$P<0.01$）；Ex-4 干预能够明显提高小鼠海马线粒体内 GSH-Px 活性（$P<0.05$）。实验说明 Ex-4 能够显著改善 AGEs 引起的小鼠脑部海马组织内抗氧化酶 GSH-Px 活性降低的情况。

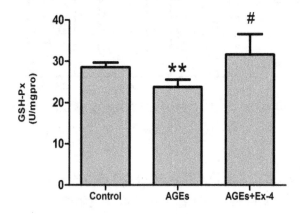

图 1-31 Ex-4 及 AGEs 对小鼠海马线粒体 GSH-Px 活性的影响

（**$P<0.01$ vs. Control; #$P<0.05$ vs. AGEs）

3.4　Ex-4 及 AGEs 对小鼠海马线粒体生物发生关键调控因子的影响

造模后药物干预第 16 天处死各实验组小鼠，快速取出脑组织，分离小鼠的大脑海马组织，Western blot 检测各实验组 PGC-1α、NRF-1 及 Tfam 的蛋白表达情况。

实验结果如图 1-32 所示，尾静脉注射 AGEs 使调控线粒体生物发生的关键因子 PGC-1α、NRF-1、Tfam 表达量均显著下降（$P<0.01$）；Ex-4 能够显著提高 PGC-1α、NRF-1、Tfam 蛋白表达水平（$P<0.01$）。实验结果说明 Ex-4 能够促进线粒体生物发生修复 AGEs 引起的小鼠海马区线粒体功能障碍。

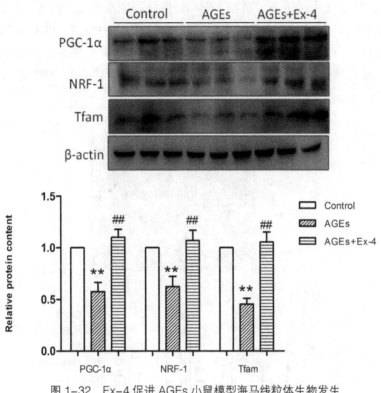

图 1-32　Ex-4 促进 AGEs 小鼠模型海马线粒体生物发生

（**$P<0.01$ vs. Control; ##$P<0.01$ vs. AGEs）

3.5　GLP-1RA 及 AGEs 对 PC12 细胞线粒体生物发生关键调控因子的影响

采用 500 μg/mL AGEs 损伤 PC12 细胞，建立细胞模型。药物干预的实验组神经元同时分别与浓度 100 nM 的 GLP-1、Ex-4 共孵育 48 h，Western blot 检测各实验组 PGC-1α、NRF-1、Tfam 的蛋白表达情况。实验结果如图 1-33 所示，AGEs 使 PC12 线粒体功能发生障碍，调控线粒体生物发生的关键因子 PGC-1α、NRF-1、Tfam 表达量均显著下降（$P<0.01$）；GLP-1/Ex-4 能够显著提高 PGC-1α、NRF-1、Tfam 蛋白表达水平（$P<0.01$）。实验结果说明 GLP-1RA 能够促进线粒体生物发生修复 AGEs 引起的 PC12 细胞线粒体功能障碍。

3.6 GLP-1RA 对 GSK-3β 介导 PGC-1α 变化的影响

采用 500 µg/mL AGEs 损伤 PC12 细胞，建立细胞模型。药物干预的实验组神经元同时分别与浓度 100 nM 的 GLP-1、Ex-4 共孵育 48 h。免疫沉淀检测 GSK-3β 与 PGC-1α 作用关系。实验结果如图 1-34 所示，AGEs 损伤条件下，GSK-3β 被过度激活，磷酸化水平降低，此时 PGC-1α 蛋白表达水平显著降低（$P<0.01$）；GLP-1/Ex-4 干预下，GSK-3β 活性受到抑制，磷酸化水平升高，PGC-1α 蛋白表达水平明显升高（$P<0.01$）。实验结果表明，GSK-3β 可能直接参与到调控 PGC-1α 进程中，二者直接结合，GLP-1RA 能够修复 AGEs 导致的 GSK-3β/PGC-1α 结合受损。

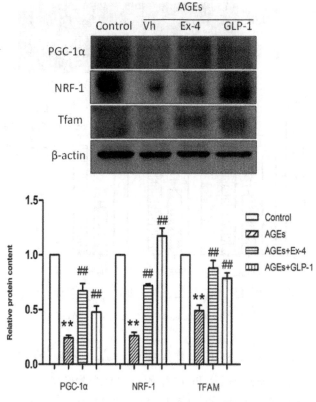

图 1-33 GLP-1RA 促进 AGEs 细胞模型海马线粒体生物发生

（$**P<0.01$ vs. Control; $^{##}P<0.01$ vs. AGEs）

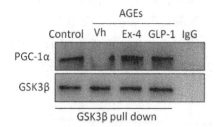

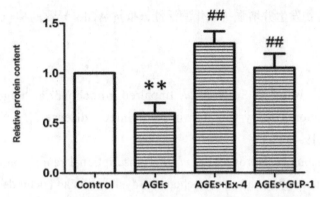

图 1-34　GLP-1RA 对 GSK-3β 与 PGC-1α 作用关系的影响

（**$P<0.01$ vs. Control; ##$P<0.01$ vs. AGEs）

4　讨论

本章第二节研究表明 GLP-1RA 可以抵抗 AGEs 导致的神经元氧化应激发生和线粒体损伤。基于此发现，本节进一步深入探讨 GLP-1RA 干预氧化应激发生的机制。机体针对线粒体损伤进行自身保护主要有 3 条途径：一是线粒体的碱基切除修复机制；二是抗氧化系统，通过各种抗氧化酶类清除自由基；三是通过线粒体生物发生维持线粒体的正常数目及功能。线粒体生物发生在神经系统疾病中的研究日益成为热点。线粒体发生的主要调控因子是过氧化物酶体增殖物激活受体 γ 辅助激活因子 -1α（peroxisomal proliferator-activated receptor gamma coactivator 1 alpha, PGC-1α），其能调控线粒体蛋白核呼吸因子 -1（nuclear respiratory factor-1, NRF-1）编码线粒体蛋白及线粒体转录因子 A（mitochondrial transcription factor A, Tfam）启动线粒体 DNA 转录和复制 [1-3]。此外，有研究发现，PGC-1α 能够通过激活内源性抗氧化系统发挥神经保护作用 [4-6]。本章结合第二节研究结果，体内体外实验分别对线粒体发生的主要调控因子 PGC-1α、NRF-1、Tfam 进行考察，结果表明，GLP-1RA 能够通过调控 PGC-1α 活性促进线粒体生物发生。并对小鼠海马区线粒体内过氧化氢酶（CAT）、锰超氧化物歧化酶（Mn-SOD）及谷胱甘肽过氧化物酶 (GSH-Px) 活性进行检测，结果表明 GLP-1RA 通过调节 PGC-1α 蛋白表达增强抗氧化酶活性抵抗 AGEs 导致的氧化应激发生。

近来有研究表明，PGC-1 α 及 NRF-1 蛋白表达与 GSK-3β 活性密切相关，提示 GSK-3β 可能对线粒体生物发生具有调控作用。本章进一步探讨了 GLP-1RA 对 PGC-1α 及 GSK-3β 关系的影响。实验结果表明，GSK-3β 可能直接参与到调控 PGC-1α 进程中，二者直接结合，GLP-1RA 能够修复 AGEs 导致的 GSK-3β/PGC-1α 结合受损。提示 GLP-1RA 可能通过调控 GSK-3β 进一步干预 PGC-1α 活性，促进线粒体生物发生并增强抗氧化酶活性，抵抗 AGEs 导致的神经元氧化应激。

参考文献

[1] Sheng B, Wang X, Su B, *et al*. Impaired mitochondrial biogenesis contributes to mitochondrial dysfunction in Alzheimer's disease[J]. J Neurochem, 2012, 120(3):419-429.

[2] Cui L, Jeong H, Borovecki F, *et al*. Transcriptional repression of PGC-1alpha by mutant huntingtin leads to mitochondrial dysfunction and neurodegeneration[J]. Cell, 2006, 127(1):59-69.

[3] Han Y, Lin Y, Xie N, *et al*. Impaired mitochondrial biogenesis in hippocampi of rats with chronic seizures[J]. Neuroscience, 2011, 194:234-240.

[4] Tufi R, Gandhi S, de Castro IP, *et al*. Enhancing nucleotide metabolism protects against mitochondrial dysfunction and neurodegeneration in a PINK1 model of Parkinson's disease[J]. Nat Cell Biol, 2014, 16(2):157-166.

[5] Sharma DR, Sunkaria A, Wani WY, *et al*. Aluminium induced oxidative stress results in decreased mitochondrial biogenesis via modulation of PGC-1α expression[J]. Toxicol Appl Pharmacol, 2013, 273(2):365-380.

[6] Nikoletopoulou V, Tavernarakis N. Mitochondrial biogenesis and dynamics in neurodegeneration: a causative relationship[J]. Neurochem Res, 2014, 39(3):542-545.

第二章

蒙药三味豆蔻汤防治 AD 的作用及机制研究

第一节　概述

1906 年，Alois Alzheimer 博士发现痴呆症并将此疾病进行命名和区分。痴呆症，也称为神经认知障碍，是一种可以导致记忆能力、逻辑思考能力和推理能力完全丧失的脑部疾病，足以使个体的日常生活完全紊乱 [1, 2]。痴呆症的类别包括阿尔兹海默症、血管性痴呆、路易体痴呆、额颞痴呆、Creutzfeldt-Jakob 病（CJD）、皮质基底节变性和帕金森病，其中最普遍的病因是阿尔兹海默症，占到痴呆症总数量的 75%[3, 4]。阿尔兹海默症病理学上会损伤患者大脑的后部和下部、海马、布洛卡氏区域和神经基底节，这些区域都是患者进行语言处理、认知和感知的区域。阿尔兹海默症发病缓慢，因此是一种需要持续关注的特殊疾病 [5]。阿尔兹海默症最初症状是记忆障碍和延迟回忆，其次是认知方面的恶化，如无法集中注意力，行为混乱，言语能力下降，空间定向障碍，抑郁以及其他人格变化，疾病后期出现肢体僵硬和尿失禁等症状 [6]。遗憾的是，目前为止，阿尔兹海默症因为没有明确发病原因，因此没有有效的治疗方式。阿尔兹海默症最常见的风险因素包括年龄增长、家族发病史和压力因素 [7, 8]。

阿尔兹海默症组织病理学特征是大脑皮层和某些皮质下区域的神经元和突触丧失。这种损失导致颞叶和顶叶的退化，以及额叶皮层和扣带回部分严重萎缩。阿尔兹海默症神经病理学标志是神经原纤维缠结（NFTs）、β- 淀粉样蛋白在脑内聚集形成的老年斑和神经炎症。因此抑制 tau 蛋白的过度磷酸化、Aβ（Amyloid β-protein，β- 样淀粉蛋白）的生成和沉积、脑内炎症可能成为治疗 AD 的关键因素。

阿尔兹海默症第一个显著特征就是 AD 患者脑内 tau 蛋白过度磷酸化。微管系统是神经细胞骨架的主要成分，可参与多种细胞日常功能。微管由微管蛋白及微管相关蛋白组成，tau 蛋白是含量最高的微管相关蛋白 [9]。正常人脑中 tau 蛋白的细胞功能是与微管蛋白结合并维持微管稳定性，降低微管蛋白分子的解离。Tau 蛋白过度磷酸化已是公认的 AD 神经病理学机制之一。数据表明神经原纤维缠结程度和阿尔兹海默症严重程度呈正相关 [10]。tau 蛋白的磷酸化过程有多种蛋白和激酶参与，其中包括 N 端在内的 c-Jun 氨基末端激酶（c-Jun N-terminal kinase, JNK），p38 蛋白（p38 MAPK, p38）和细胞外信号调节激酶 1/2（extracellular regulated protein kinases, ERK1/2）[11]。在神经元中，p38 MAPK 和 JNK 信号通路是被氧化应激激活[12, 13]。研究显示，老年痴呆患者中的 tau 蛋白较非痴呆老年对照高约 300%，其中起主要作用的是磷酸化的 tau 蛋白。神经原纤维缠结是 AD 的特征性病变，胞浆内使 tau 蛋白磷酸化的蛋白激酶主要有糖原合成酶激酶 3β (glycogen synthase kinase3β, GSK-3β)、周期蛋白依赖性激酶 (cyclin-dependent kinase 5, CDK5)、JNK 和酪蛋白激酶 1 (casein kinase 1, CK1)。磷酸酯酶的激活也被作为一个重要策略来减少 tau 蛋白的磷酸化，尤其是蛋白磷酸酯酶 2A(protein phosphatase 2, PP2A)[14]。

阿尔兹海默症第二个显著特征就是患者 Aβ 聚集和沉积。Hardy 和 Alsop 提出了"淀粉样蛋白理论"，该理论指出 Aβ 的形成和积累是导致神经元斑块的主要原因，也是导致阿尔兹海默症的原因[15]。根据淀粉样蛋白级联假说，Aβ 的积累在 AD 发病机制中起到关键作用，对 Aβ 进行干预是阻止神经元死亡的重要机制。Aβ 与 tau 蛋白过度磷酸化有密切联系，可通过激活多种蛋白激酶使 tau 蛋白出现过度磷酸化。

阿尔兹海默症第三个显著特征就是脑内炎症。Aβ 是神经元组织中小胶质细胞的有效激活剂[16]。大量探究表明 Aβ 会激活小胶质细胞和星形胶质细胞的神经炎性，这种激活会使炎性因子和趋化因子上调，这可能会损伤神经突触和神经元，从而导致小胶质细胞和星形胶质细胞进一步被激活，因此产生导致大规模"炎症级联反应"损伤神经[17]。因此，神经炎症现在被确立为阿尔兹海默症的核心特征。有研究表明外周感染可能影响中枢神经系统[18]。慢性牙周炎伴有持续性的炎症，在此期间白细胞介素和急性白血病反应物在内的几项炎性因子均会升高，这会促使发生许多炎症相关疾病，其中就包括阿尔兹海默症[19]，这从侧面印证了这一观点。AD 的大脑中神经元凋亡的刺激促进氧化应激，减少线粒体氧化还原活性[20]。此外还有几项研究表明 Aβ 诱导的氧化应激导致神经元细胞凋亡，并且抗氧化剂可以抑制这种反应[21]。这些发现表明在 AD 的发展过程中，可能 Aβ 诱导的氧化应激是神经元细胞死亡的重要介质。但是，氧化应激与 Aβ 诱导的 AD 相关的详细机制仍然存在疑问。

蒙药三味豆蔻汤主治神经衰弱，失眠等症，临床已应用多年[22]。蒙医理论认为"赫依""希拉""巴达干"三根是维持人体正常生命活动的基本物质，他们之间的关系又是导致疾病的内在因素。三者的机配合和协调，使整个生命过程处于一个更为有序的代谢状态。老年人处于机体热能减弱，营养正在降低阶段。如果由于某种原因使体内三大要素的协调失去平衡，破坏了这种正常生理状态，使老年人"巴达干"偏盛，机体出现病理现象，脑的记忆、思维功能发生碍，出现记忆力减退，痴呆等症状。治疗老年性痴呆，应以此理论为指导，采用祛"巴达干"，益气活血、滋养白脉的原则辨证论治。该方中白豆蔻味辛，性温、腻、锐、轻、燥，祛巴达干，调和体素 [23, 24]。可使机体内的三大要素随着人体生命活动的生理变化有机地协调整生命过程处于正常的代谢状态。

本研究通过采用 $A\beta_{25-35}$ 建立 AD 细胞模型，并使用蒙药三味豆蔻汤进行干预，观察蒙药三味豆蔻汤对细胞模型的干预作用；通过侧脑室注射 $A\beta_{25-35}$ 建立 AD 动物模型，观察大鼠行为学改变、海马神经元状态、病理蛋白表达变化等，并使用蒙药三味豆蔻汤进行干预，观察蒙药三味豆蔻汤对动物模型的干预作用；最终通过分子生物学手段检测相关信号转导通路，探讨蒙药三味豆蔻汤防治 AD 的具体作用机制。

参考文献

[1] Kumar A, Singh A.A review on Alzheimer's disease pathophysiology and its management: an update[J].Pharmacol，2015，67:195-203.

[2] Calissano P, Matrone C.Apoptosis and in vitro Alzheimer disease neuronal models[J]. Commun Integr Biol，2009，2:163–169.

[3] Ferihan C.Role of oxidative stress in Aβ animal model of Alzheimer's disease: vicious circle of apoptosis, nitric oxide and age[J].Neurodegener，2013，4(3):77-99.

[4] Solomon AE, Budson PR.Memory loss: a practical guide for clinicians[J].Cognitive and Behavioral Neurology, 2011, 25(2):103-105.

[5] D'Aiuto F, Tonetti D.Periodontal disease and C-reactive protein-associated cardiovascular risk[J].J Periodontal Res，2004，39(4):236–241.

[6] Morris JC.The Clinical Dementia Rating (CDR): current version and scoring rules[J]. Neurology，1993，43(11):2412–2414.

[7] Dhillon A, S Hagan.MAP kinase signaling pathways in cancer[J].ONCOGENE，2007，26(22):3279-3290.

[8] Braak H, Braak E.Neuropathological staging of Alzheimer-related changes[J].Acta Neuropathol (Berl)，1991，82(4):239–259.

[9] Price JL, Davis PB.The distribution of tangles,plaques and related immunohistochemical markers in health aging and Alzheimer's disease[J].Neurobiol Aging，1991，12(4):295–312.

[10] Kim E,K.Pathological roles of MAPK signaling pathways in human diseases[J].J Biochim Biophys，2010，1082(4):396-405.

[11] Wang JZ.Microtubule-associated protein tau in development, degeneration and protection of neurons[J].Neurobiol，2008，85(2):148-175.

[12] Son Y, Cheong Y.Mitogen-activated protein kinases and reactive oxygen species: how can ROS activate MAPK pathways?[J].Journal of Signal Transduction, 2011:1-6.

[13] Ruffels J, Griffin M.Activation of ERK1/2, JNK and PKB by hydrogen peroxide in human SH-SY5Y neuroblastoma cells: role of ERK1/2 in H2O2 induced cell death[J].Eur J Pharmacol, 2004, 483:163-173.

[14] Gong CX1, Iqbal K.Hyperphosphorylation of microtubule-associated protein tau: a promising therapeutic target for Alzheimer disease[J].Curr Med Chem, 2008, 15(23): 2321-2328.

[15] Wilson RS, Barral S.Heritability of different forms of memory in the Late Onset Alzheimer's Disease Family Study[J].J Alzheimers Dis, 2011, 23(2):249–255.

[16] Hardy J, Allsop D.Amyloid deposition as the central event in the aetiology of Alzheimer's disease[J].Trends Pharmacol Sci, 1991, 12(10):383–388.

[17] Dickson DW, Lee SC.Microglia and cytokines in neurological disease, with special reference to AIDS and Alzheimer's disease[J].Glia, 1993, 7(1):75–83.

[18] Barger SW, Harmon AD.Microglial activation by Alzheimer amyloid precursor protein and modulation by apolipoprotein E[J].Nature, 1997, 388(6645):878–881.

[19] Craig RG, Dasanayake AP.Inflammation and Alzheimer's disease: possible role of periodontal diseases[J].Alzheimer's &Dementia, 2008, 4(4):242–250.

[20] Radi E, Formichi P.Apoptosis and oxidative stress in neurodegenerative diseases[J]. J Alzheimers Dis, 2014, 42:125-152.

[21] Ding H, Wang H.Protective effects of baicalin on Aβ1-42 induced learning and memory deficit, oxidative stress, and apoptosis in rat[J].Neurobiol, 2015, 35:623-632.

[22] 吴国华，奥·乌力吉.蒙药三味豆蔻汤研究进展 [J]. 内蒙古民族大学学报（自然科学版），2009, 24(3): 337-338.

[23] 张佩玲.原儿茶酸抑制 A β 诱导 PC12 细胞的毒性作用及机制研究 [J]. 广州：广州中医药大学，2016：1-2.

[24] 满都胡.蒙成药苏格木勒 -3 味汤对术前甲亢病人基础代谢率影响的临床观察 [J]. 中国民族医药杂志，2007, (12): 8-9.

第二节　蒙药三味豆蔻汤对 Aβ 致 AD 细胞模型的干预作用

阿尔兹海默症的主要特征是由 Aβ 过量沉积导致的老年斑和细胞内神经纤维缠结（NFTs）。由于 Aβ 的产生量大大高于其消除量，进而导致细胞内神经纤维缠结和神经损伤，导致 tau 蛋白过度的磷酸化。而 tau 蛋白还能进一步辅助增强 Aβ 的毒性。因此，抑制 Aβ 产生的 tau 蛋白过度磷酸化，成了解决问题的关键[1-3]。此外，Aβ 在脑内大量聚集，会刺激小胶质细胞和星形胶质细胞的活性，一旦小胶质细胞和星形胶质细胞被活化，就会产生促炎因子，导致神经炎症。

蒙药三味豆蔻汤主治神经衰弱、失眠等症，临床已应用多年，但对阿尔兹海默症的治疗作用尚不清楚。本研究旨在探讨苏格木勒 -3 在抗阿尔兹海默症中的药理作用。在本节中，我们采用 Aβ$_{25-35}$ 建立体外阿尔兹海默症的细胞模型。PC12 细胞，最初来源于大鼠肾上腺髓质嗜铬细胞瘤，具有交感神经元特性，被广泛用于神经系统疾病的体外研究[4, 5]。本节培养 PC12 细胞来评价蒙药三味豆蔻汤对 Aβ$_{25-35}$ 致 AD 的细胞模型干预作用，在此基础上明确蒙药三味豆蔻汤对 AD 中 tau 蛋白和炎性等相关蛋白的影响。

1 实验材料、试剂与仪器

1.1　实验细胞

细胞株及其培养体系：实验选用 PC12 细胞，本细胞由中国药科大学生命科学与技术学院实验室馈赠。PC12 细胞在培养瓶中培养，培养液由含有 10% FBS 的 RPMI 1640 培养基及 1% 青霉素 / 链霉素混合液 (100×) 组成，细胞培养箱条件为恒温 37 ℃、5% CO$_2$、饱和湿度。

1.2　实验药品

蒙药三味豆蔻汤购买自通辽市内蒙古民族大学附属医院蒙药制剂室。细胞实验采用水浴法溶解药品，将 5 g 药物加入 1 L 蒸馏水中，在 90℃恒温水浴锅中水浴 2 h，浓度为 5 mg/mL，现用现配。

1.3　实验试剂

主要实验试剂如表 2-1 所示

表 2-1　实验试剂与购买公司

试剂	公司
RPMI 1640 培养基	Gibco

（续表）

试剂	公司
glycoaldehyde-BSA	Merck
BACE1 Antibody	Cell Signaling Technology
Tau(46) Antibody	Cell Signaling Technology
p-Tau Antibody (Thr 205)	Santa Cruz
p-Tau Antibody (Ser 396)	Santa Cruz
p-Tau Antibody (Thr 181)	Cell Signaling Technology
Tau(46) Antibody	Cell Signaling Technology
Mouse anti-GAPDH	OriGene Technologies
PP2Ac Antibody	Santa Cruz
p-PP2A Antibody	Santa Cruz
anti-p-p38 MAPK	Cell Signaling Technology
anti-p38 MAPK	Cell Signaling Technology
anti-P42/44 MAPK	Cell Signaling Technology
anti-p-P42/44 MAPK	Cell Signaling Technology
anti-NF-kappaB P65	Cell Signaling Technology
anti-p-NF-kappaB P65	Cell Signaling Technology
anti-rabbit IgG, HRP-linked antibody	Cell Signaling Technology
anti-mouse IgG, HRP-linked antibody	Cell Signaling Technology
ECL 化学发光试剂	Millpore
PVDF 膜	Millpore
噻唑蓝 MTT	Sigma
牛血清白蛋白	Biosharp
BCA 蛋白浓度测定试剂盒	碧云天生物技术研究所
Western 及 IP 细胞裂解液	碧云天生物技术研究所
Western 一抗稀释液	碧云天生物技术研究所
胎牛血清 FBS	Clark

（续表）

试剂	公司
胰蛋白酶 1 : 250	Biosharp
青链霉素混合液（100×）	Solarbio
磷酸酶抑制剂	Biovision
其他试剂均为国产分析纯 TEMED	Amersham Biosciences 公司 Sigma

1.4　实验仪器

主要实验仪器设备如表 2-2 所示。

表 2-2　主要实验仪器与厂家

主要实验仪器	厂家
电子天平	Sartorius
TGL-16M 高速台式冷冻离心机	上海卢湘仪离心机厂
MICROSYSTEMS	Leica
CO_2 培养箱	Incu Safe
酶标仪	Incu Safe
微孔板振荡摇床	Kylin-Bell
超净工作台	苏净集团安泰公司
IX53 倒置显微镜	日本 OLYMPUS 公司
迷你离心机	Kylin-Bell
化学发光成像系统 (ChemiScope series)	上海勤翔科学仪器有限公司
电泳仪	BIO-RAD
Trans-Blot SD 半干转印槽	BIO-RAD
转移脱色摇床 TS-8 型	Kylin-Bell
手压式薄膜封口机	永耐力
UB-7 酸度计	Denver Instrument
恒温箱	上海精宏实验设备有限公司
酶标仪	Molecular Devices
旋涡混匀器	常州恩培仪器制造有限公司

1.5　实验溶液配制

1.5.1　细胞培养相关

（1）0.01 M PBS 缓冲液（pH 7.2）：称取 8.0 g NaCl、0.2 g KCl、3.63 g $Na_2HPO_4 \cdot 12$ H_2O、0.2 g KH_2PO_4 于 1000 mL 蒸馏水中充分溶解，高压灭菌后保存于 4℃。

（2）0.25% 胰酶溶液：准确称取 2.5 g 胰酶，0.2 g EDTA-2Na 于 1000 mL PBS 中溶解后，在超净工作台中用 0.22 μm 滤器过滤除菌，于 -20℃ 冰箱保存。

（3）RPMI 1640 完全培养基（10% FBS）：将 90 mL RPMI 1640 高糖培养基加入 10 mL FBS 和 500 μL 双抗（青链霉素混合液）。

（4）MTT 工作液：将 50 mg MTT 溶于 10 mL 蒸馏水中，MTT 浓度为 5 mg/mL，在超净工作台中用 0.22 μm 微孔滤器过滤除菌，4℃ 保存，现用现配。

（5）细胞冻存液：PC12 细胞冻存液由 10% RPMI 1640 完全培养基和 DMSO 组成，将 1 mL DMSO 加入 9 mL RPMI 1640 完全培养基，4℃ 冰箱预冷，现用现配。

1.5.2　Western Blot 相关

（1）Tris-HCl（pH 8.8）：将 91.0 g Tris-HCl 加入 400 mL 蒸馏水中，使用 pH 测试仪测试，加入 HCl 调节 pH 为 8.8，完成后定容至 500 mL，4℃ 保存。

（2）Tris-HCl（pH 6.8）：将 60.5 g Tris-HCl 加入 400 mL 蒸馏水中，使用 pH 测试仪测试，加入 HCl 调节 pH 为 6.8，完成后定容至 500 mL，4℃ 保存。

（3）10% SDS：将 1.0 g SDS 加入 10 mL 蒸馏水中，水浴加热溶解，溶解后室温保存。

（4）10% APS：将 1.0 g SDS 加入 10 mL 蒸馏水中，溶解后 4℃ 保存。

（5）5× 电泳缓冲液：将 15.1 g Tris 碱，74.0 g 甘氨酸，5.0 g SDS 溶于 1000 mL 蒸馏水中，室温保存。

（6）转膜缓冲液：将 2.8 g Tris 碱，5.4 g 甘氨酸，0.37 g SDS 溶于 800 mL 蒸馏水中，最后加入 200 mL 甲醇，溶解完成后室温保存。

（7）20× TBS 缓冲液：准确称取 160 g NaCl，96.8 g Tris-HCl 溶于 800 mL 蒸馏水中，调节 pH 至 7.4，定容至 1000 mL，室温保存。

（8）TBST 缓冲液：量取 25 mL 20× TBS 缓冲液，加入 975 mL 蒸馏水中，并加入 1 mL Tween-20，充分混匀现用现配。

（9）3%BSA 封闭液：将 3 g BSA 加入 100 mL TBST 中充分溶解，现用现配。

1.5.3　蛋白提取相关

（1）细胞裂解液：每 200 μL RIPA 裂解液中加入 1 μL 蛋白酶抑制剂和 2 μL 磷酸酶抑制剂。

（2）BCA 工作液：将置于常温的 A 液和 B 液以 50∶1 配置，配置后溶液呈浅绿色。

2　实验方法

2.1　MTT 法检测细胞损伤程度

使用 MTT 测定法测定 PC12 细胞活力。将密度为 3×10^4 个 /mL 的细胞接种于 96 孔板，培养液由含有 10% FBS 的 RPMI 1640 培养基组成，其中含有 1% 青霉素 / 链霉素混合液（100×）。24 h 后，弃掉旧培养基分别加入含有不同浓度 Aβ（0.125 mol/mL、0.25 mol/mL、0.5 mol/mL、1 mol/mL）的培养基培养 48 h。48 小时后，除去培养基，MTT 以浓度为 5 mg/mL 溶于浓度为 0.01 M 的 PBS 中，每孔加入 20 μL MTT。在 37 ℃温育 4 h 后，完全弃掉含有 MTT 的细胞培养液，每孔加入 200 μL 二甲基亚砜（DMSO），可见蓝紫色，微量振荡仪振荡 5 min，酶标仪测量其吸光度，测量波长为 572 nm，629 nm 为参比波长。

2.2　细胞模型的建立分组

细胞培养液由含有 10% FBS 的 RPMI 1640 培养基组成，其中含有 1% 青霉素 / 链霉素混合液（100×）。0.5 μmol/mL Aβ 与不同浓度蒙药三味豆蔻汤（5 μg/mL、10 μg/mL、20 μg/mL）共同孵育。

将细胞分为 5 组：

（1）Control 组（空白组）；加入培养基正常培养细胞。

（2）Aβ 组（模型组）：给予 Aβ 对 PC12 细胞进行造模处理，浓度为 0.5 μmol/mL，孵育 48 h。

（3）SD-3 5 μg/mL 组（低剂量组）：给予浓度为 0.5 μmol/mL 的 Aβ 对 PC12 细胞进行造模并加入浓度为 5 μg/mL 的蒙药三味豆蔻汤共孵育 48 h。

（4）SD-3 10 μg/mL 组（中剂量组）：给予浓度为 0.5 μmol/mL 的 Aβ 对 PC12 细胞进行造模并加入浓度为 10 μg/mL 的蒙药三味豆蔻汤共孵育 48 h。

（5）SD-3 20 μg/mL 组（高剂量组）：给予浓度为 0.5 μmol/mL 的 Aβ 对 PC12 细胞进行造模并加入浓度为 20 μg/mL 的蒙药三味豆蔻汤共孵育 48 h。

2.3　Western blot 检测相关蛋白变化

2.3.1　蛋白提取

（1）铺板：使用六孔板进行蛋白提取。将密度为 3×10^4/mL 的细胞接种于六孔板中，培养液由含有 10% FBS 的 RPMI 1640 培养基组成，其中含有 1% 青霉素 / 链霉素混合液（100×）。0.5 μmol/mL Aβ 与不同浓度蒙药三味豆蔻汤（5 μg/mL、10 μg/mL、20 μg/mL）进行干预 48 h 后，提取细胞内蛋白质。

（2）蛋白裂解：将 RIPA 裂解液加入蛋白酶抑制剂和磷酸酶抑制剂，蛋白酶抑制剂稀释比例 1：200，磷酸酶抑制剂稀释比例 1：100。将 RIPA 裂解液和

PBS 放在 4 ℃预冷。将含有提取细胞的六孔板放在平整的冰袋上，弃掉上层培养液，用 PBS 清洗两次，第二次清洗后用枪将 PBS 吸取干净。每孔加入 100 μL 配置好的 RIPA 裂解液，用细胞刮刀刮下细胞，放入 EP 管中，于 4 ℃冰箱中放置 30 min，每 5 min 震荡一次。

（3）离心：将 EP 管放入高速离心机中离心，12000 rpm，4 ℃，时间 10 min。

（4）蛋白含量测定：离心完成后，将上清液转入至一组新的 EP 管中作为待测样品，并在转移过程中测出上清液体积，放置在 4 ℃。使用 BCA 试剂盒组蛋白浓度，用 PBS 将试剂盒中标准品浓度由 250 mg/mL 稀释至 5 mg/mL，然后分别稀释标准浓度梯度制作标准曲线，稀释后标准品分别加入 0、1、2、4、8、12、16、20（μL），PBS 分别加入 20、19、18、16、12、8、4、0（μL），稀释后对应蛋白标准浓度分别为 0、0.025、0.5、1、2、3、4、5（mg/mL）。工作液由 A 液和 B 液 50∶1 配置后待用。蛋白标准曲线平行 3 次，将 10 μL 待测样品用 10 μL PBS 稀释后加入 96 孔板中，蛋白曲线孔和待测样品加入后同时加入 200 μL 工作液，在 37 ℃中放置 30 min 后，用酶标仪测量吸光度，波长 570 nm。测量完成后计算每组蛋白浓度，加入 PBS 将每组稀释，浓度为最低一组浓度，最终加入 5× 上样缓冲液。

（5）蛋白变性：将制好的蛋白样品加入 90 ℃水中使蛋白变性，时间 10 min。蛋白变性后放入 -20℃冰箱中待用。

2.3.2　SDS- 聚丙烯酰胺凝胶电泳

（1）配胶：第一日将玻璃板和样品梳等实验用品用蒸馏水清洗干净，之后安装玻璃板并用蒸馏水验漏，确认玻璃板安装完成后，配置浓缩胶和分离胶。待分离胶凝结后加入浓缩胶，插上梳子，37 ℃放置 15 min。配好 10%十二烷基硫酸钠 - 聚丙烯酰胺凝胶后放入 4 ℃冰箱过夜待用。

（2）电泳：将配置好的 10%十二烷基硫酸钠 - 聚丙烯酰胺凝胶安装咋电泳仪内，加入电泳液，双手拔出梳子加入待测样品和 marker，补满电泳液后开始电泳，恒流 90 V，时间 1 h 40 min。待样品下降至玻璃板底部 1cm 之内方可停止电泳。

（3）转膜：将玻璃板取出擦拭干净后，放在白色滤纸上，用起板器起开玻璃板后，用注射器和格尺将含有待测样品的凝胶切下，放入转膜液中待用。将 PVDF 膜放入甲醇中激活，时间 10 s，完成后放入转膜液中。在转膜仪上放入和凝胶相同大小的滤纸，滤纸上方放入相同大小的 PVDF 膜，PVDF 膜上方放入相同大小的凝胶，凝胶上方放入相同大小的滤纸。每组滤纸加 1 mL 转膜液，之后盖上转膜仪盖子开始转膜，恒压 15 V 转膜，转膜时间由分子量大小决定。

（4）封闭：将转膜完成后的 PVDF 膜放入配置好的 3 % BSA 封闭液中，封闭时间为 2 h 以上。

（5）一抗：将封闭完成后的 PVDF 膜用 TBST 洗 10 min。将封口膜剪成培养皿大小后放入培养皿中，在封口膜上将 PVDF 膜与特异性抗体 4 ℃孵育过夜，稀释比例 1∶1000。

（6）二抗：第 3 天将完成一抗孵育的 PVDF 膜放入 TBST 中清洗，每次 10 min，共 3 次。完成后使用与孵育一抗同样的办法 37 ℃孵育二抗，时间 2 h。

（7）显影：将完成二抗孵育的 PVDF 放入 TBST 中清洗，每次 10 min，共 3 次。清洗完成后放入显影仪中，加入显影液显影。

（8）测量灰度值：使用软件 Image J 测量条带印迹的灰度值。每组灰度值结果与 GAPDH 灰度值结果进行除法运算。

2.4　统计学分析处理

所有数据以"均数 ± 标准差"表示，采用 SPSS 17.0 软件进行统计学分析。组间比较采用单因素方差分析，$P<0.05$ 为有显著性差异。

3　实验结果

3.1　蒙药三味豆蔻汤对 Aβ 致 AD 细胞模型 tau 病变干预作用

3.1.1　不同浓度的 Aβ 对 PC12 细胞的损伤作用

采用不同浓度的 Aβ（0.125、0.25、0.5、1 mol/mL）与相同密度 PC12 细胞共孵育 48 h，MTT 法检测细胞存活率。图 2-1 结果表明，不同浓度的 Aβ 在 48 h 之后对 PC12 有损伤作用，且具有浓度依赖性。当 Aβ 浓度为 0.5 μmol/mL 时，损伤具有显著性差异，选用此浓度为后续造模浓度。

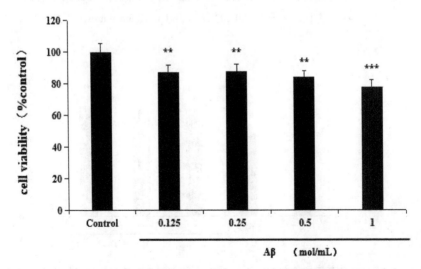

图 2-1　MTT 法检测不同浓度的 Aβ 对 PC12 细胞的损伤作用

（*$P<0.05$, **$P<0.01$, ***$P<0.001$ vs. Control.n=6）

3.1.2　蒙药三味豆蔻汤对 PC12 细胞的毒性作用

5 μg/mL、10 μg/mL、20 μg/mL、40 μg/mL 蒙药三味豆蔻汤与相同密度的 PC12 细胞共孵育 48 h，MTT 法检测细胞存活率。图 2-2 结果表明，浓度为 40 μg/mL 的蒙药三味豆蔻汤作用 48 h 对 PC12 有损伤作用，给药组浓度分别选为 5 μg/mL、10 μg/mL、20 μg/mL。

3.1.3　蒙药三味豆蔻汤对 Aβ 致 PC12 细胞损伤的干预作用

为阐明蒙药三味豆蔻汤对神经细胞的保护作用，MTT 法检测了蒙药三味豆蔻汤对 Aβ 致 PC12 细胞损伤的干预作用。选择 0.5 μmol/mL 的 Aβ 作为损伤浓度，与不同浓度蒙药三味豆蔻汤共孵育 48 h。图 2-3 结果表明，给药组与 Aβ 组相比，细胞损伤程度明显降低 ($P < 0.05$)，且具有浓度依赖性。

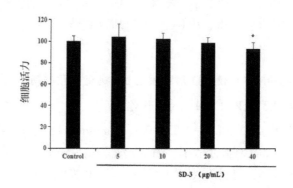

图 2-2　MTT 法检测不同浓度的蒙药三味豆蔻汤对 PC12 细胞的损伤作用

（$*P < 0.05$, $**P < 0.01$, $***P < 0.001$ vs. Control.n=6）

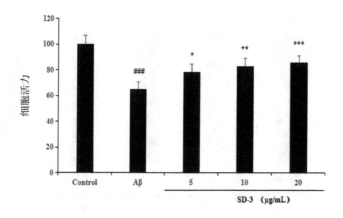

图 2-3　MTT 法检测不同浓度蒙药三味豆蔻汤对 Aβ 致 AD 细胞模型的损伤作用的干预作用

（$###P < 0.001$ vs. Control, $*P < 0.05$, $**P < 0.01$, $***P < 0.001$ vs. Aβ.n=6）

3.1.4　蒙药三味豆蔻汤对 Aβ 致 AD 细胞模型 tau 蛋白异常磷酸化的干预作用

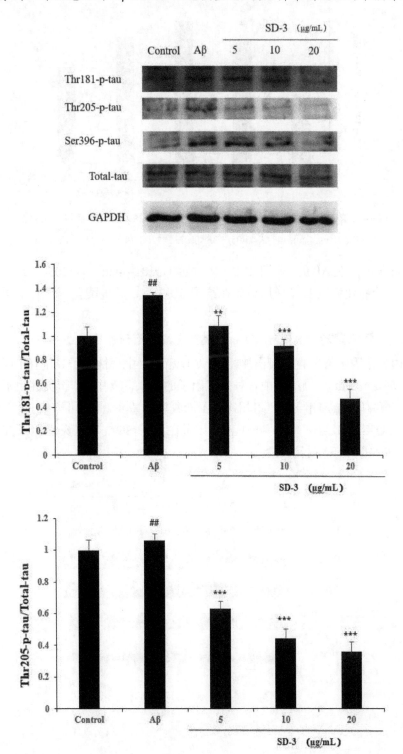

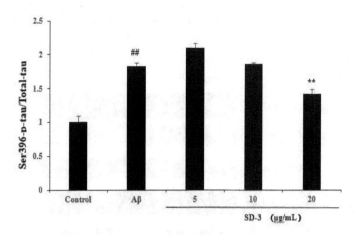

图 2-4　蒙药三味豆蔻汤对 Aβ 致 AD 细胞模型中 tau 蛋白异常磷酸化的影响

(###$P<0.001$ vs. Control, *$P<0.05$, **$P<0.01$, ***$P<0.001$ vs. Aβ.per group n=3)

结果显示，在 Aβ 的作用下，tau 蛋白的 Thr181-p-tau、Thr205-p-tau、Ser396-p-tau 位点磷酸化程度明显增加，而在给予 SD-3 后，其磷酸化程度有不同程度的减少。

3.2　蒙药三味豆蔻汤对 Aβ 致 AD 细胞模型炎症的干预作用

脑内炎性因子可以直接损伤神经元，AD 患者脑中炎性因子数量有不同程度的上升。Western blot 检测细胞中各种炎症因子的结果，其中 Aβ 组炎性因子数量比 Control 组升高，给药组与 Aβ 组相比有不同程度的减少。Aβ 可以使 PC12 细胞的 TNF-α、COX-2、IL-1β、iNO 明显上升，而在给予 SD-3 后，炎性因子 TNF-α、COX-2、IL-1β、iNO 明显减少。

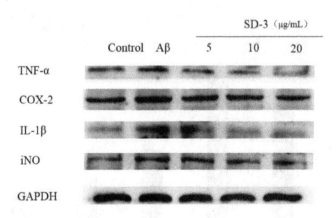

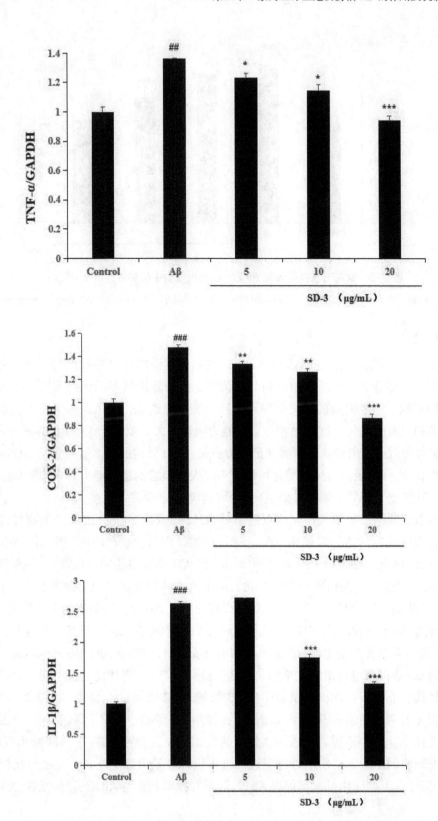

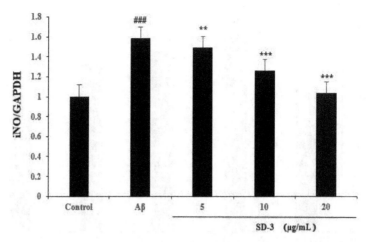

图 2-5　蒙药三味豆蔻汤对 Aβ 致 AD 细胞模型中相关炎性因子的影响

($^{#}P<0.05, ^{##}P<0.01, ^{###}P<0.001$ vs. Control, $^{*}P<0.05, ^{**}P<0.01, ^{***}P<0.001$ vs. Aβ.per group n=3)

4　讨论

AD 的病理特征是脑内 Aβ 增多和 tau 蛋白过度磷酸化，导致患者认知能力的持续下降。尽管 AD 发病机制目前尚不清楚，但是越来越多的证据表明，在疾病发展的早期，神经突触的缺失会导致神经系统功能紊乱，在 AD 患者中可观察到严重的神经突触退化，这与患者的认知能力密切相关。Aβ 是 AD 的主要病理学特征，最终导致 AD 患者认知障碍和记忆力丧失。Tau 蛋白的过度磷酸化是 AD 的一个显著特征，tau 蛋白过度磷酸化可以使神经失去微管的稳定能力，聚集形成螺旋状态，这些变化会导致细胞骨架损伤、形态学改变和炎症的发生。

本节实验结果显示蒙药三味豆蔻汤对 PC12 细胞在 20 μg/mL 无细胞毒性，并能提高细胞的存活率。当使用 Aβ_{25-35} 进行造模处理后，蒙药三味豆蔻汤对 Aβ 导致的 PC12 细胞存活率下降具有保护作用。在 WB 结果中我们可以看到，Aβ 可以导致 PC12 细胞 tau 蛋白的过度磷酸化，而蒙药三味豆蔻汤可以有效改善 Aβ 导致 PC12 细胞 tau 蛋白的过度磷酸化，这可以有效阻止 Aβ 对神经细胞的损伤作用。

通过 Western blot 检测各实验组总 tau 蛋白及各磷酸化位点情况，各组中总体的 tau 蛋白无显著性变化，Aβ 组的 Thr181-p-tau、Thr205-p-tau、Ser396-p-tau 3 个位点的 tau 蛋白与空白组相比增加，而 3 个给药组与 Aβ 组相比则有不同程度的减少，且具有浓度依赖性。数据表明在 Aβ 处理 PC12 细胞后，细胞活力降低，iNO 含量明显上调，在蒙药三味豆蔻汤的干预作用下，iNO 含量不同程度减少，表明其抗炎作用。许多报道表明在 AD 患者的大脑中发现神经炎症[6]，TNF-α 作为一种促炎细胞因子[7]，其作用可以促进促进中枢神经系统细胞死亡，免疫组化相关研究表明，其上调作用可间接促进 Aβ 的形成[8]，提示其参与 Aβ 所引起的脑内炎症。

在 AD 的患者大脑中，可以持续检测到 IL-6 的上调，这表明在 AD 患者的大脑中不仅仅存在神经毒性，而炎症机制激活导致炎症因子的增加最终产生了神经毒性 [9]。采用蒙药三味豆蔻汤对神经细胞进行干预，结果表明，细胞中的炎性因子（IL-6, TNF-α, COX-2, iNO）在 Aβ 的诱导下，其含量都显著上调，而在蒙药三味豆蔻汤的干预作用下，炎性因子的含量均有不同程度的减少。

5　小结

（1）图 2-3 中 Aβ 组与 Control 组相比细胞存活率明显降低，蒙药三味豆蔻汤低、中、高剂量组与 Aβ 组相比细胞存活率显著升高，且具有浓度依赖性。提示，蒙药三味豆蔻汤能够提高 Aβ 致 PC12 细胞损伤的活力。

（2）图 2-4 中 Aβ 组与 Control 组相比，Tau 蛋白三个磷酸化位点 Thr181-p-tau、Thr205-p-tau、Ser396-p-tau 明显升高，蒙药三味豆蔻汤低、中、高剂量组与 Aβ 组相比 tau 蛋白 3 个磷酸化位点显著降低。提示，蒙药三味豆蔻汤通过抑制 Aβ 致 AD 细胞模型的 tau 蛋白异常磷酸化水平，从而保护神经细胞。

（3）图 2-5 中 Aβ 组与 Control 组相比，相关炎性因子 IL-6，TNF-α，COX-2 明显升高，蒙药三味豆蔻汤低、中、高剂量组与 Aβ 组相比相关炎性因子显著降低。提示，蒙药三味豆蔻汤通过抑制炎性因子 IL-6，TNF-α，COX-2 从而保护 Aβ 致 AD 细胞模型。

参考文献

[1] Hardy J,Selkoe.The amyloid hypothesis of Alzheimer's disease: Progress and problems on the road to therapeutics[J].Science，2002，297(5590): 353-356.

[2] Jang JH,Surh YJ. Protective effect of resveratrol on beta-amyloid induced oxidative PC12 cell death[J]. Free Radic Biol Med，2003，34(8):1100-1110.

[3] Kayed R,Head E.Common structure of soluble amyloid oligomers implies common mechanism of pathogenesis[J].Science，2003，300(5616):486-489.

[4] Cappai R,Barnham KJ.Delineating the mechanism of Alzheimer's disease A beta peptide neurotoxicity[J].Neurochem Res，2008,33(3):526-532.

[5] Castellani RJ,Lee HG.Alzheimer disease pathology as a host response[J].J Neuropathol Exp Neurol，2008,67(6):523-531.

[6] Andleeb Khan, Kumar Vaibhav.1,8-Cineole (Eucalyptol) Mitigates Inflammation in Amyloid Beta Toxicated PC12 Cells: Relevance to Alzheimer's Disease[J]. Neurochemical Research，2014，39(2):344-352.

[7] Stoll G,Jander S.Cytokines in CNS disor-ders:neurotoxicity versus

neuroprotection[J].J Neural Transm，2000，59:81-89.

[8] Dickson DW, Lee SC.Microglia and cytokines in neurological disease, with special reference to AIDS and Alzheimer's disease[J].Glia，1993，7(1):75–83.

[9] Hull M, Fiebich BL.Interleukin-6-associated inflammatory processes in Alzheimer's disease: new therapeutic options. Neurobiol Aging，1996，17(5):795-800.

第三节　蒙药三味豆蔻汤对
阿尔兹海默症动物模型干预作用

1 实验材料、试剂与仪器

1.1　实验动物

动物：健康 SPF 级 SD 雄性大鼠，体重为 200 ± 20 g，大鼠在动物室进行一周的适应性饲养（大鼠和饲料均购于长春亿斯公司）。动物饲养 12 只为一组，饲养温度 25 ± 2 ℃、饲养相对湿度 60 ± 5 %，动物使用相同饲料喂养。

1.2　实验药品

同本章第二节 1.2。

1.3　实验试剂

同本章第二节 1.3。

1.4　实验仪器

同本章第二节 1.4。

1.5　实验溶液配制

同本章第二节 1.5。

2 实验方法

2.1 侧脑室注射 $A\beta_{25-35}$ 建立 AD 动物模型

（1）动物的固定：禁食 12 h 后的大鼠用 2% 戊巴比妥钠进行麻醉，待大鼠麻醉完全，呼吸平稳，将大鼠固定在脑立体定位仪上，剪去头上的毛发。

（2）寻找囟点：用碘酒对大鼠头部进行消毒，消毒后用手术刀切开头部皮肤，用医用棉签将伤口上的血液擦拭干净，在动物头骨上找到前囟点。

（3）定位给药位置：将脑立体定位仪的注射器针头对准大鼠的前囟点，用脑立体定位仪自带的电子定位仪进行定位，以前囟点的原点，向后 1 mm，中线左右旁开 1.5 mm。定位点使用高速颅骨钻进行钻孔。

（4）给药处理：使用脑立体定位仪自带 100 μL 微量注射器给药，两点各下 3.5 mm 后进行给药处理，两侧各 8 μL Aβ，每次给药时间超过 3 min 防止大鼠颅内压升高，给药后停针 3 min。给药完成后，缓慢上升微量注射器，待两侧给药完毕后，缝合伤口，并用碘酒消毒，在伤口处涂抹阿莫西林粉末。

2.2　AD 动物模型分组

选取健康雄性 SD 大鼠 72 只，称量并记录大鼠体重，随机将大鼠分为 6 组：空白对照组 (n=12)、Aβ 组 (n=12)，蒙药三味豆蔻汤低剂量组 (n=12)、蒙药三味豆蔻汤中剂量组 (n=12)、蒙药三味豆蔻汤高剂量组 (n=12)、假手术组 (n=12)。

动物分组：

（1）空白对照组：每日灌胃蒸馏水。

（2）Aβ 组：侧脑室注射 Aβ。

（3）蒙药三味豆蔻汤 5 μg/mL 组（低剂量组）：侧脑室注射 Aβ，每日灌胃蒙药三味豆蔻汤（0.5 g/kg），治疗 4 周。

（4）蒙药三味豆蔻汤 10 μg/mL 组（中剂量组）：侧脑室注射 Aβ，每日灌胃蒙药三味豆蔻汤（1 g/kg），治疗 4 周。

（5）蒙药三味豆蔻汤 20 μg/mL 组（高剂量组）：侧脑室注射 Aβ，每日灌胃蒙药三味豆蔻汤（2 g/kg），治疗 4 周。

（6）假手术组：侧脑室注射生理盐水。

2.3　Morris 水迷宫

造模完成后的大鼠进行为期 5 d 的 Morris 水迷宫实验，前 4 d 为定位航行实验，第五天为空间探索实验。将水池分成 4 个象限，平台放入其中一个象限中央，相邻两个象限称为邻位象限，剩下的一个象限称为对位象限。进行定位航行实验时，第一个实验员将大鼠面对水池壁放入，第二个实验员在放入时同时开始记录时间，从大鼠入水到寻找到平台的时间，称为潜伏期。大鼠找到平台后，停留 15 s，若在 60 s 内没有寻找到平台，则引导其寻找平台，停留 15 s，时间记为 60 s。第 5 天进行空间探索实验，将平台移除，在 60 s 内记录大鼠穿越之前平台所在位置的次数。

2.4　免疫组化检测三味豆蔻汤对 Aβ 致动物脑内 tau 蛋白异常磷酸化的干预作用

处死各实验组大鼠，快速取出脑组织，置于预冷的 4% 多聚甲醛溶液中固定过夜，进行石蜡包埋切片，免疫组化检测三味豆蔻汤对动物脑内 tau 蛋白 Thr181 位点磷酸化水平的调节作用。

具体方法：

（1）石蜡切片用 0.01M PBS（pH7.4）清洗 3 次，每次 5 min。

（2）加入 0.3% H$_2$O$_2$·0.5% TritonX-100·PBS 溶液 15 min，以阻断内源性过氧化物酶的活性，并增加细胞膜的通透性。PBS 溶液清洗 3 次，每次 5 min。

（3）4% BSA 室温下封闭 60 min。

（4）加入适当稀释的一抗，4 ℃ 孵育 48 h。PBS 清洗 3 次，每次 5 min。

（5）加入生物素标记的二抗，37 ℃ 孵育 1h。PBS 清洗 3 次，每次 5 min。

（6）加入辣根过氧化物酶标记的链酶亲和素（1∶200 稀释），37 ℃ 孵育 1h。PBS 清洗 3 次，每次 10 min。

（7）DAB 避光显色 2~8 min。

（8）PBS 终止反应，梯度酒精（70%——80%——90%——95%——100%——100%）各 5 min 脱水后，二甲苯透明处理，中性树胶封片。

2.5　动物模型脑内相关蛋白的提取

（1）实验准备：提前配置 RIPA 裂解液（强）和 PBS 并在 4 ℃ 冰箱预冷，RIPA 裂解液（强）中加入蛋白酶抑制剂和磷酸酶抑制剂，稀释比例分别为 1∶200 和 1∶100。

准备足量组织匀浆器并在 4 ℃ 冰箱预冷。准备好冰袋全程冰上操作。

（2）组织提取：在灌药 28 d 后将大鼠短颈处死，立即剪下头部并取出大脑，在冰上使用拨针取出大鼠海马，称量海马组织重量后放入匀浆器中，按重量计算裂解液体积并放入匀浆器，在冰上充分研磨海马组织，研磨完成后放入 RP 管中，低温裂解 30 min。

（3）离心：将 EP 管放入高速离心机中离心，12000 rpm，4 ℃，时间 10 min。

（4）蛋白含量测定：离心完成后，将上清液转入至一组新的 EP 管中作为待测样品，并在转移过程中测出上清液体积，放置在 4 ℃。使用 BCA 试剂盒组蛋白浓度，用 PBS 将试剂盒中标准品浓度由 250 mg/mL 倍稀释至 5 mg/mL，然后分别稀释标准浓度梯度制作标准曲线，稀释后标准品分别加入 0、1、2、4、8、12、16、20（μL），PBS 分别加入 20、19、18、16、12、8、4、0（μL），稀释后对应蛋白标准浓度分别为 0、0.025、0.5、1、2、3、4、5（mg/mL）。工作液由 A 液和 B 液 50∶1 配置后待用。蛋白标准曲线平行三次，将 5 μL 待测样品用 15 μL PBS 稀释后加入 96 孔板中，蛋白曲线孔和待测样品加入后同时加入 200 μL 工作液，在 37 ℃ 中放置 30 min 后，用酶标仪测量吸光度，波长 570 nm。测量完成后计算每组蛋白浓度，加入 PBS 将每组稀释，浓度为最低一组浓度，最终加入 5× 上样缓冲液。

（5）蛋白变性：将制好的蛋白样品加入 90 ℃ 水中使蛋白变性，时间 10 min。蛋白变性后放入 -20 ℃ 冰箱中待用。

2.6　统计学分析处理

所有数据以"均数 ± 标准差"表示，采用 SPSS 17.0 软件进行统计学分析。

组间比较采用单因素方差分析，*P*<0.05 为有显著性差异。

3　实验结果

3.1　Morris 水迷宫检测蒙药三味豆蔻汤对 Aβ 致 AD 动物模型的干预作用

Morris 水迷宫结果显示，在进行定位航行实验的第 1 天，各组动物潜伏期大致相同，无明显趋势，在第 2 天到第 4 天，Aβ 组与空白组相比，潜伏期明显增加且具有相关性，而给药组潜伏期与 Aβ 组相比不同程度的减少。在第 5 天空间探索实验中，Aβ 组与空白组相比，穿越平台次数明显减少且具有相关性，而给药组与 Aβ 组相比穿越平台次数不同程度的增加。

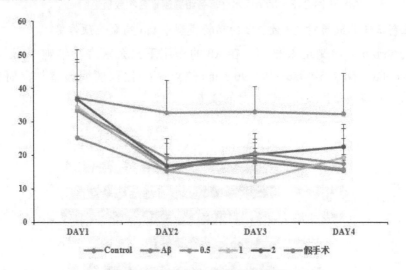

图 2-6　Morris 水迷宫各组潜伏期

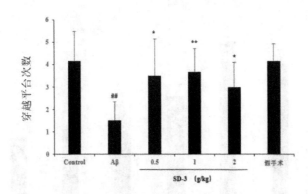

图 2-7　Morris 水迷宫各组穿越平台次数

(#*P*<0.05, ##*P*<0.01, ###*P*<0.001 vs. Control, *P<0.05, **P<0.01, ***P<0.001 vs. Aβ.n=6)

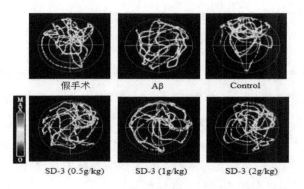

图 2-8　Morris 水迷宫各组穿越平台次数轨迹图

3.2　蒙药三味豆蔻汤对 Aβ 致 AD 的动物模型中 tau 病变干预作用

Western blot 检测结果显示，在 Aβ 的作用下，大鼠海马细胞中 tau 蛋白的 Thr181-p-tau、Thr205-p-tau、Ser396-p-tau 位点磷酸化程度明显增加，而在给予 SD-3 后，其磷酸化程度有不同程度的减少。

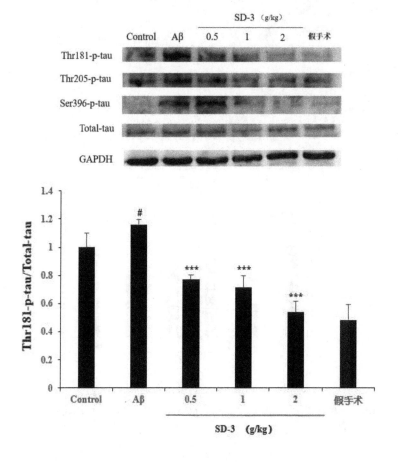

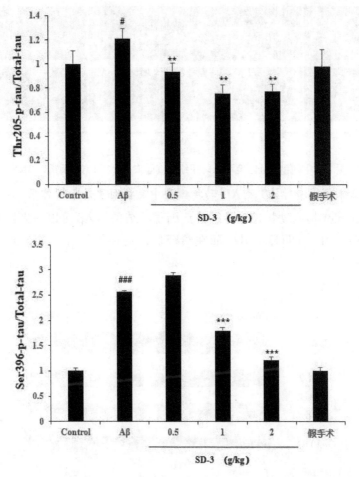

图 2-9 蒙药三味豆蔻汤对 Aβ 致 AD 动物模型中 tau 蛋白异常磷酸化的影响

(#$P<0.05$, ##$P<0.01$, ###$P<0.001$ vs. Control, *$P<0.05$, **$P<0.01$, ***$P<0.001$ vs. Aβ.per group n=3)

　　处死各实验组大鼠，快速取出脑组织，分离海马，免疫组化检测各实验组动物海马内 tau 蛋白 thr181 位点磷酸化情况。与图 2-9 Western blot 结果一致，如图 2-10 所示，三味豆蔻汤能明显逆转 Aβ 导致的大鼠海马区 tau 蛋白 thr181 位点异常磷酸化的病理改变。

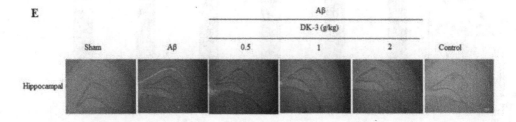

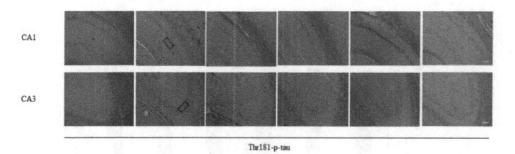

图 2-10 免疫组化检测海马组织 tau 蛋白 Thr181 位点磷酸化水平

3.3 蒙药三味豆蔻汤对 Aβ 致 AD 动物模型中炎症因子的干预作用

Western blot 检测动物模型各种炎症因子的结果，Aβ 可以使大鼠海马细胞的 IL-6、COX-2、IL-1β 明显上升，而在给药后，炎性因子 IL-6、COX-2、IL-1β 明显减少。

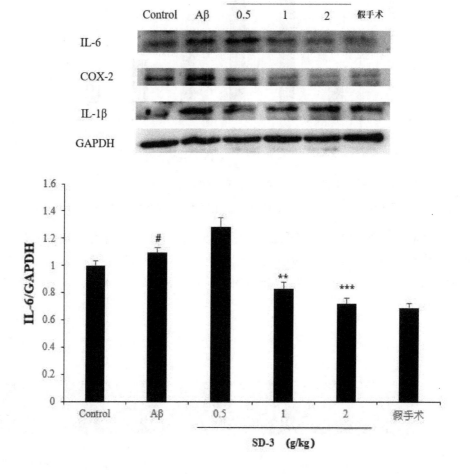

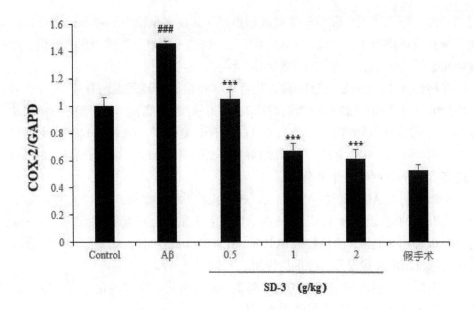

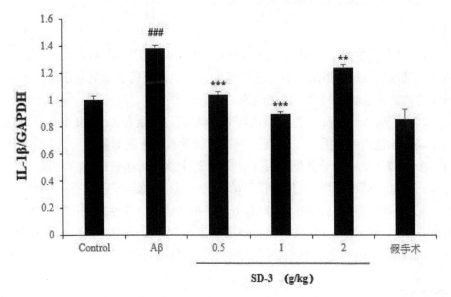

图 2-11 蒙药三味豆蔻汤对 Aβ 致 AD 的动物模型中炎症因子的干预作用

($^{#}P<0.05,\ ^{##}P<0.01,\ ^{###}P<0.001$ vs. Control, $*P<0.05,\ **P<0.01,\ ***P<0.001$ vs. Aβ.per group n=3)

4　讨论

我们在本节中进行了水迷宫实验，实验结果显示 Aβ 组与空白组相比，在第 2、3、4 天潜伏期明显增加，而给药组的潜伏期不同程度减少；在空间探索实验中，Aβ 组与空白组相比，穿越平台的次数明显减少，而给药组穿越平台的次数不同程度的增加。结果表明，蒙药三味豆蔻汤提高了 AD 大鼠模型学习和记忆能力。蒙药三味豆蔻汤维持了大鼠海马 CA1 神经元的密度和形状，减少 Aβ 的沉积。这些神经元是提高学习记忆能力的重要因素 [1, 2]。

在神经元中，tau 蛋白过度磷酸化会破坏稳定的神经元细胞骨架 [3]。Aβ 可显著增加大鼠海马和皮质中 tau 蛋白的磷酸化，并导致记忆和学习缺陷 [4, 5]。因此，抑制 tau 蛋白过度磷酸化是一个治疗 AD 的有效途径 [6]。Western blot 及免疫组化结果显示，蒙药三味豆蔻汤可以有效抑制大鼠海马区 tau 蛋白在 Ser396、Thr181、Thr205 位点的过度磷酸化水平。

文献表明在 AD 患者的大脑中发现神经炎症 [7, 8]。此外，IL-1β 在神经元中作为一种有效的免疫调节细胞因子，在 AD 患者大脑中会过量表达 [9]。蒙药三味豆蔻汤可以抑制 Aβ 上调的炎症因子 IL-6、IL-1β、COX-2。提示蒙药三味豆蔻汤可能通过抵抗脑内炎症发挥神经保护作用。

综上所述，蒙药三味豆蔻汤可以抑制 tau 蛋白的过度磷酸化和炎性因子，从而保护大鼠神经元，增加大鼠学习和记忆能力。

5. 小结

（1）从数据中得出，Aβ 组与 Control 组相比，潜伏期明显增加，而蒙药三味豆蔻汤给药组与 Aβ 组相比有不同程度减少。提示，蒙药三味豆蔻汤能够干预 Aβ 致 AD 的动物模型动物的学习记忆能力。

（2）从 Western blot 及免疫组化数据中得出，Aβ 组与 Control 组相比，tau 蛋白三个磷酸化位点明显升高，蒙药三味豆蔻汤低、中、高剂量组与 Aβ 组相比 tau 蛋白三个磷酸化位点显著降低。提示，蒙药三味豆蔻汤通过抑制脑内异常过度磷酸化 tau 蛋白，从而达到干预痴呆模型动物的学习记忆能力。

（3）从数据中得出，Aβ 组与 Control 组相比，各组炎性因子明显增加，而蒙药三味豆蔻汤给药组与 Aβ 组相比有不同程度减少。蒙药三味豆蔻汤通过抑制炎性因子从而干预 Aβ 致 AD 的动物模型的学习记忆能力。

参考文献

[1] PH,Reddy.Abnormal tau, mitochondrial dysfunction, impaired axonal transport of mitochondria, and synaptic deprivation in Alzheimer's disease[J].Brain Res，2011，1415:136-148.

[2] Selkoe DJ.Alzheimer's disease: genes, proteins, and therapy[J].Physiol Rev，2001，81(2):741-766.

[3] Kimura T,Ono T.Sequential changes of tau-site-specific phosphorylation during

development of paired helical filaments[J].Dement Geriatr Cogn Disord，1996，7(4):177-181.

[4] A,Justin Thenmozhi M.Tannoid principles of Emblica officinalis attenuated aluminum chloride induced apoptosis by suppressing oxidative stress and tau pathology via Akt/GSK-3betasignaling pathway[J].J Ethnopharmacol，2016，194:20-29.

[5] A,Prema AJ.Fenugreek seed powder nullified aluminium chloride induced memory loss, bio-chemical changes, abeta burden and apoptosis via regulating Akt/GSK3beta sig-naling pathway[J].PLoS One，2016，11(11):e0165955.

[6] Griffin WST,Sheng JG. Glial-neuronal interactions in Alzheimer's disease: the potential role of a 'cytokine cycle' in disease progression[J]. Brain Pathology，1998，8(1):65-72.

[7] Dickson DW, Lee SC.Microglia and cytokines in neurological disease, with special reference to AIDS and Alzheimer's disease[J].Glia，1993，7(1):75–83.

[8] Hull M, Fiebich BL.Interleukin-6-associated inflammatory processes in Alzheimer's disease: new therapeutic options. Neurobiol Aging，1996，17(5):795-800.

[9] Mrak RE, Sheng JG.Glial cytokines in Alzheimer's disease: review and pathogenic implications. Hum Pathol，1995，26(8):816–823.

第四节　蒙药三味豆蔻汤对
Aβ 致 AD 细胞 / 动物模型的干预机制研究

1　实验材料、试剂与仪器

1.1　实验材料

细胞部分同本章第二节 1.1；动物部分同本章第三节 1.1。

1.2　实验药品

同本章第二节 1.2。

1.3 实验试剂

同本章第二节 1.3。

1.4　实验仪器

同本章第二节 1.4。

1.5　实验溶液配制

同本章第二节 1.5。

2　实验方法

细胞部分同本章第二节实验方法；动物部分同本章第三节实验方法。

3　实验结果

3.1　蒙药三味豆蔻汤对 Aβ 致 AD 细胞模型中 PP2A 的影响

在 AD 患者中，PP2A 含量的增高可以抑制 tau 蛋白的过度磷酸化。PP2A 可以间接调控 tau 蛋白的磷酸化从而治疗 AD，因此，观察 PP2A 指标的变化可以间接观察 tau 蛋白磷酸化的过程。Western blot 结果显示，模型组与空白组相比，PP2A 含量减少，而蒙药三味豆蔻汤可以有效增加 PP2A 活性，从而抑制 tau 蛋白过度磷酸化。

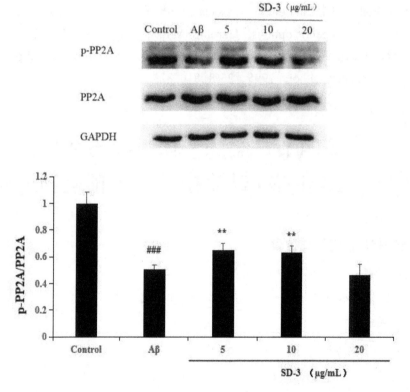

图 2-12　蒙药三味豆蔻汤对 Aβ 致 AD 细胞模型中 PP2A 的影响

($^{\#}P<0.05$, $^{\#\#}P<0.01$, $^{\#\#\#}P<0.001$ vs. Control, $^{*}P<0.05$, $^{**}P<0.01$, $^{***}P<0.001$ vs. Aβ.per group n=3)

3.2　蒙药三味豆蔻汤对 Aβ 致 AD 细胞模型中 NF-κB 活性的影响

NF-κB 可以调控炎性因子 TNF-α 的变化，因此检测 NF-κB 的变化可以检测炎性因子 TNF-α 的变化原因。Western blot 检测不同浓度的蒙药三味豆蔻汤对 Aβ 致 AD 的 PC12 细胞中 NF-κB 活性的影响，其中 Aβ 组与 Control 组相比 NF-κB 活性明显升高，给药组可以在不同程度上抑制 NF-κB 活性。

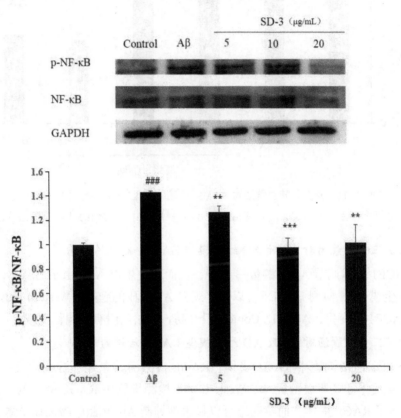

图 2-13　蒙药三味豆蔻汤对 Aβ 致 AD 细胞模型中 NF-κB 活性的影响

([#]$P<0.05$, [##]$P<0.01$, [###]$P<0.001$ vs. Control, *$P<0.05$, **$P<0.01$, ***$P<0.001$ vs. Aβ.per group n=3)

3.3　蒙药三味豆蔻汤对 Aβ 致 AD 动物模型中 NF-κB 活性的影响

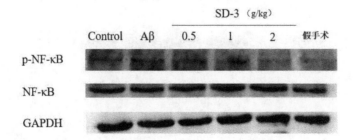

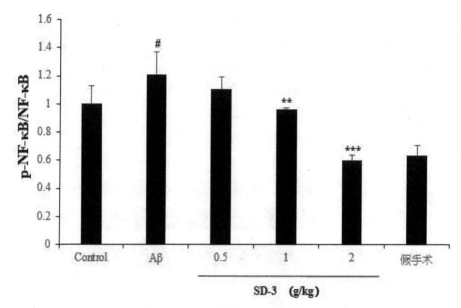

图 2-14　蒙药三味豆蔻汤对 Aβ 致 AD 动物模型中 NF-κB 活性的影响

($^{#}P<0.05$, $^{##}P<0.01$, $^{###}P<0.001$ vs. Control, $*P<0.05$, $**P<0.01$, $***P<0.001$ vs. Aβ.per group n=3)

3.4　蒙药三味豆蔻汤对 Aβ 致 AD 细胞模型 BACE1 活性的影响

BACE1 可以调节 Aβ 上游蛋白 APP，从而促进生成 Aβ。由于 BACE1 可以加速 APP 生成 Aβ，检测 BACE1 可以间接观察 Aβ 生成的趋势。Western blot 检测细胞中 BACE1 的变化，Aβ 组比 Contorl 组升高，而给药组有不同程度减少。

3.5　蒙药三味豆蔻汤对 Aβ 致 AD 细胞模型 RAGE 活性的影响

Aβ 可以激活细胞中 RAGE 受体，RAGE 被激活，介导下游炎症反应发生，损伤神经元并且破坏血脑屏障。Western blot 检测细胞中 RAGE 受体的变化，Aβ 直接激活了 RAGE 受体，而给药组可以显著性抑制 Aβ 激活的 RAGE 受体。

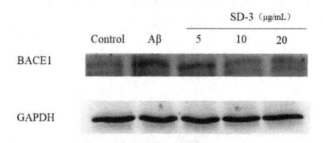

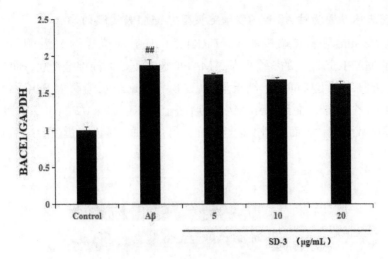

图 2-15　蒙药三味豆蔻汤对 Aβ 致 AD 细胞模型中 BACE1 活性的影响

（[#]$P<0.05$, [##]$P<0.01$, [###]$P<0.001$ vs. Control, *$P<0.05$, **$P<0.01$, ***$P<0.001$ vs. Aβ.n=3）

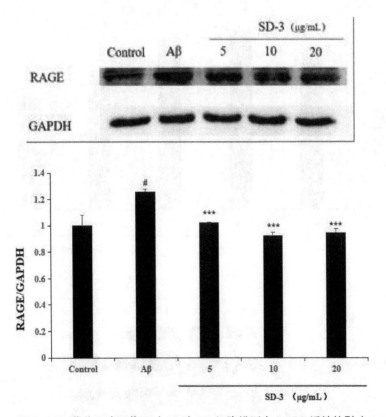

图 2-16　蒙药三味豆蔻汤对 Aβ 致 AD 细胞模型中 RAGE 活性的影响

（[#]$P<0.05$, [##]$P<0.01$, [###]$P<0.001$ vs. Control, *$P<0.05$, **$P<0.01$, ***$P<0.001$ vs. Aβ.n=3）

3.6　蒙药三味豆蔻汤对 Aβ 致 AD 细胞模型中 MAPK 通路的影响

JNK（c-Jun 氨基末端激酶）、ERK1/2（细胞外信号调节激酶 1/2）、p38 MAPK 是 MAPK 通路上的 3 个亚基，MAPK 通路不仅调控神经炎症，而且可以作用于 tau 蛋白的过度磷酸化。结果显示，Aβ 上调 MAPK 通路上 JNK、ERK1/2、p38 MAPK3 个因子，而给药组 MAPK 通路上 JNK、ERK1/2、p38 MAPK 3 个因子不同程度减少，一方面抑制了神经炎症，另一方面抑制 tau 蛋白的过度磷酸化。

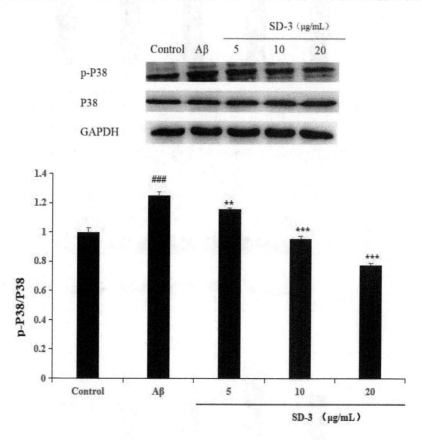

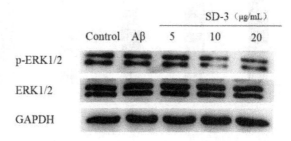

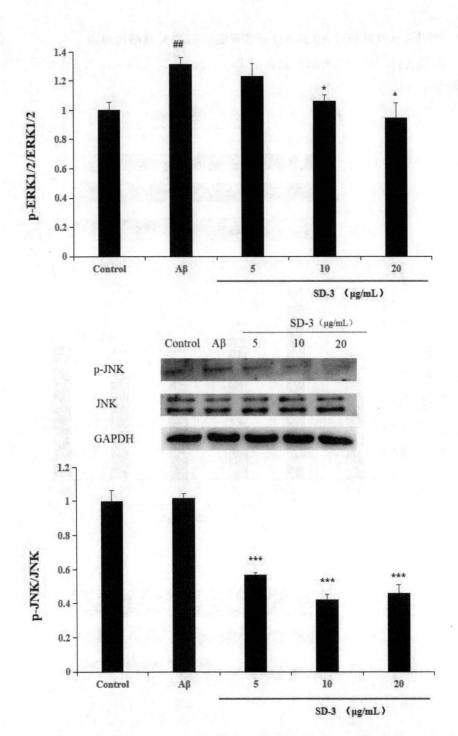

图 2-17　蒙药三味豆蔻汤对 Aβ 致 AD 细胞模型中 MAPK 通路的影响

($^{#}P<0.05, ^{##}P<0.01, ^{###}P<0.001$ vs. Control, $^{*}P<0.05, ^{**}P<0.01, ^{***}P<0.001$ vs. Aβ.per group n=3)

3.7 蒙药三味豆蔻汤对 Aβ 致 AD 动物模型中 MAPK 通路的影响

结果表明，动物中 MAPK 通路上 JNK、ERK1/2、p38 MAPK 3 个因子与细胞结果基本一致。

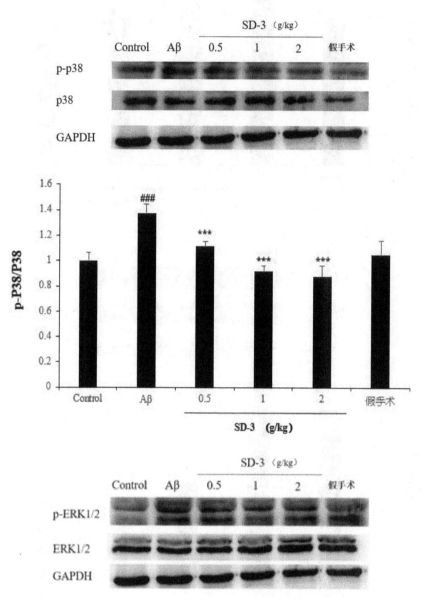

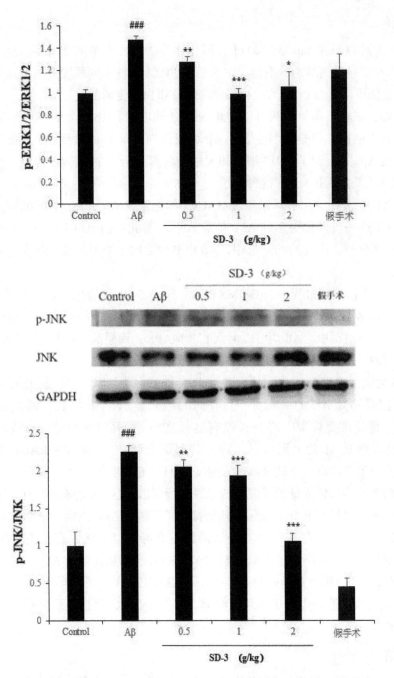

图 2-18 蒙药三味豆蔻汤对 Aβ 致 AD 动物模型中 MAPK 通路的影响

($^{#}P<0.05, ^{##}P<0.01, ^{###}P<0.001$ vs. Control, $*P<0.05, **P<0.01, ***P<0.001$ vs. Aβ.per group n=3)

4　讨论

PP2A 可以抑制 tau 蛋白的过度磷化水平[1, 2]。本节实验结果表明，Aβ 组 PP2A 活性明显受到抑制，而低、中剂量组 PP2A 活性不同程度升高，这表明蒙药三味豆蔻汤可以增加 PP2A 活性从而抑制 tau 蛋白过度磷酸化。

另外，蒙药三味豆蔻汤可以防止 NF-κB 的增加。Aβ 引发炎症因子升高的作用机制尚不明确，但是有实验表明 Aβ 可以诱导 NF-κB 的激活[3, 4]。我们的实验证明了在 $Aβ_{25-35}$ 上调了 PC12 细胞和大鼠脑内海马蛋白中 NF-κB 含量，而蒙药三味豆蔻汤在该途径中干预了这种作用。

在 AD 患者中，APP 可以经过 BACE1 催化生成 Aβ，而 Aβ 的沉积又可以促进 BACE1 进一步催化更多的 APP 生成 Aβ[5]，因此抑制 BACE1 活性可能是治疗 AD 的一部分[6]。在我们的结果中，Aβ 组 BACE1 的含量上调，而给药组有不同程度的减少。

在 tau 蛋白磷酸过程中，p38 MAPK 对 Thr205-tau 磷酸化是必需的[7]。因此抑制 p38 MAPK 成为抑制 tau 蛋白过度磷酸化从而治疗 AD 的一部分。结果显示，在细胞 / 动物模型中，Aβ 均可以上调 p38 MAPK，而蒙药三味豆蔻汤给药组可不同程度抑制 p38 MAPK 上调并且具有浓度依赖性。

Aβ 会激活 RAGE 受体，从而导致 JNK 的激活[8]。因此，抑制 JNK 和 RAGE 受体可能是治疗 AD 的一部分[9]。我们的结果显示，Aβ 明显上调大鼠模型中的 JNK，但是细胞模型中的 JNK 没有显著差异，蒙药三味豆蔻汤可以有效下调 JNK，从而抑制 Aβ 的上调作用。Aβ 可以显著上调 PC12 细胞中 RAGE 受体，蒙药三味豆蔻汤可以有效下调 RAGE 受体，并且具有浓度依赖性。

我们在体内和体外证明了蒙药三味豆蔻汤可以抑制 Aβ 造成的炎症。蒙药三味豆蔻汤首先通过抑制 RAGE 受体，从而抑制了下游 MAPK 通路，进而抑制 MAPK 下游 NF-κB 活性[10-12]，NF-κB 在小胶质细胞介导神经炎症中有着关键作用[13]。因此，蒙药三味豆蔻汤通过 RAGE/MAPK/NF-κB 通路从而治疗 AD。

同时，蒙药三味豆蔻汤抑制了 Aβ 激活的 BACE1，干预了 Aβ 降低的 PP2A 活性，因此蒙药三味豆蔻汤可能从多条通路对 Aβ 进行干预，但这需要进行进一步的实验进行验证。

5　小结

（1）从数据中得出，Aβ 组与 Control 组相比 PP2A 含量明显减少，而蒙药三味豆蔻汤低、中给药组与 Aβ 组相比有不同程度增加。提示，蒙药三味豆蔻汤通过增加 PP2A 活性从而干预 Aβ 致 AD 的细胞 / 动物模型。

（2）从数据中得出，Aβ 组与 Control 组相比 NF-κB 含量明显增加，而蒙药三味豆蔻汤给药组与 Aβ 组相比有不同程度减少。提示，蒙药三味豆蔻汤通过抑制 NF-κB 活性从而干预 Aβ 致 AD 的细胞 / 动物模型。

（3）从数据中得出，Aβ 组与 Control 组相比 BACE1 含量明显增加，而蒙药三味豆蔻汤给药组与 Aβ 组相比有不同程度减少。提示，蒙药三味豆蔻汤通过抑制 BACE1 活性从而干预 Aβ 致 AD 的细胞模型。

（4）从数据中得出，Aβ 组与 Control 组相比，RAGE 受体含量明显增加，而蒙药三味豆蔻汤低、中、高给药组与 Aβ 组相比有不同程度减少。提示，蒙药三味豆蔻汤通过抑制 RAGE 受体活性从而干预 Aβ 致 AD 的细胞模型。

（5）从数据中得出，Aβ 组与 Control 组相比，p-P38、p-ERK1/2、p-JNK 含量明显增加，而蒙药三味豆蔻汤低、中、高给药组与 Aβ 组相比有不同程度减少。提示，蒙药三味豆蔻汤通过抑制 MAPK 通路从而干预 Aβ 致 AD 的细胞 / 动物模型。

参考文献

[1] Yang C, Li X.Cornel Iridoid Glycoside Inhibits Tau Hyperphosphorylation via Regu-lating Cross-Talk Between GSK-3β and PP2A Signaling[J].Frontiers In Pharmacology, 2018, 9:682.

[2] Zhang Y, Zhang J.Microcystin-LR induces tau pathology through Bα degradation via PP2A demethylation and associated GSK-3β phosphorylation[J].Toxicol Sci, 2018, 162(2):475-487.

[3] Kumju Youn, Seona.LeeGamma-linolenic acid ameliorates Aβ-induced neuroin-flammation through NF-κB and MAPK signalling pathways[J].Journal of Functional Foods, 2018, 42:30-37.

[4] Rui Yang, Sha Liu.Andrographolide attenuates microglia-mediated Aβ neurotoxicity partially through inhibiting NF-κB and JNK MAPK signaling pathway[J].Immunopharmacology and Immunotoxicology, 2017, 39(5):276-284.

[5] Akama KT, Albanese C.Amyloid b-peptide stimulates nitric oxide production in astrocytes through an NFkB-dependent mechanism[J].Proc Natl Acad Sci USA, 1998, 95(10):5795–5800.

[6] Sandipan Chakraborty1, Soumalee Basu.Dual inhibition of BACE1 and Aβ aggregation by β-ecdysone: Application of a phytoecdysteroid scaffold in Alzheimer's disease therapeutics[J].International Journal of Biological Macromolecules, 2017, 95:281-287.

[7] Saccani Simona, Pantano Serafino.p38-dependent marking of inflammatory genes for

increased NF-κB recruitment[J]. Nature Immunology, 2002, 3(1):69-75.

[8] Kim SJ, Ryu MJ.Activation of the HMGB1-RAGE axis upregulates TH expression in dopaminergic neurons via JNK phosphorylation[J]. Biochemical and Biophysical Research Communications, 2017, 493(1):358-364.

[9] Yongping Zhen, Lin Lin.Su1535-Advanced Glycation end Products Induce Colonic Smooth Muscle Cells of Rats Apoptosis Through Rage and Activation of JNK and P38 MAPK Pathways[J]. Gastroenterology, 2017, 152（5）：S513.

[10] Chen Hongce, Fu Wuyu.Magnolol attenuates the inflammation and enhances phagocytosis through the activation of MAPK, NF-κB signal pathways in vitro and in vivo[J]. Molecular immunology, 2018, 105:96-106.

[11] Nonaka K, Kajiura Y.Advanced glycation end - products increase IL-6 and ICAM-1 expression via RAGE, MAPK and NF-κB pathways in human gingival fibroblasts[J]. JOURNAL OF PERIODONTAL RESEARCH JOURNAL OF PERIODONTAL RESEARCH, 2018, 53(3):334-344.

[12] Kim, Jihee, Park Jong-Chul.High-Mobility Group Box 1 Mediates Fibroblast Activity via RAGE-MAPK and NF-κB Signaling in Keloid Scar Formation[J]. International Journal of Molecular Sciences, 2018, 9(1):1.

[13] Shabab T, Khanabdali R, Moghadamtousi SZ, Kadir HA, Mohan G. Nearoinflammation pathways: a general review [J]. The International journal of neuroscience, 2017, 127(7): 624-633.

第三章

综 述
阿尔兹海默症的发病机制

　　近年来，阿尔兹海默症患者的数量呈逐年上升的趋势，在人们正常的生活中已经成为不可忽视的问题。但遗憾的是，阿尔兹海默症真正的病因至今仍然没有找到，因此，本章就阿尔兹海默症的发病机制进行归纳总结，希望为日后的研究提供理论帮助。

阿尔兹海默症（AD, Alzheimer's disease）是一种渐进性的神经退行性疾病，AD 患者通常具有认知困难，解决问题困难和言语困难的特征[1]。AD 主要的病理学特征是脑内皮质中 β- 样淀粉蛋白（Amyloid β-protein, Aβ）的沉积，脑内颞叶结构中异常的神经原纤维缠结（neurofibrillary tangles, NFTs），胆碱能细胞丢失和脑萎缩。相关脑区中还存在神经元和白质的丢失以及炎性反应[2]。目前认为，AD 的发病机制包括 Aβ 的过度聚集，tau 蛋白过度磷酸化形成的 NFTs，神经递质乙酰胆碱（acetylcholine, ACh）的缺乏，炎性反应导致的小胶质细胞反应，以及晚期糖化终产物（advanced glycation end products, AGEs）与其受体（RAGE）相互作用导致的脑细胞损伤等。

由于 AD 的发病机制比较复杂且尚无定论，临床上很难找到有效治疗 AD 的方案，因此，探究 AD 的发病机制尤为重要。本文针对 AD 目前可能的发病机制进行总结，希望能为寻找 AD 的治疗药物及方法提供帮助。

1 tau 蛋白过度磷酸化

AD 患者大脑中有两种标志性的病理特征，其中之一就是神经原纤维缠结（NFTs），其形成原因主要为异常翻译后的 tau 蛋白会形成对螺旋丝式（PHF）的形状[3]。这些缠结存在于内嗅皮质和海马锥体细胞、杏仁核、基底前脑和中缝核的细胞质中[4]。海马和基底前脑中的 NFT 可以导致学习障碍并导致胆碱能神经递质如 ACh 的缺乏。NFT 还可以破坏细胞骨架，导致轴突损伤和突触活力下降，最终导致神经性疾病。NFT 的形成与 AD 的发病程度呈正相关[5]。蛋白激酶和蛋白磷酸酶（PPs）可以直接调节 AD 中 tau 蛋白过度磷酸化程度。在各种激酶和磷酸酶中，蛋白磷酸酶 2A（PP2A）和糖原合成酶激酶 -3β（GSK-3β）是最重要的调节酶。大约 70% 的 tau 磷酸酶活性是由 PP2A 调节的[6]。在 AD 患者的大脑中，PP2A 直接调节 tau 磷酸化，也可通过激活 GSK-3β 间接调节 tau 磷酸化。敲除 PP2A 可以抑制 ser-9 上 GSK-3β 的磷酸化水平[7]。Tyr307 磷酸化和 Leu309 甲基化可以调节 PP2A 活性，它们可以通过抑制 PP2A 活性诱导 tau 蛋白过度磷酸化[8]。例如，高同型半胱氨酸血症通过增加 Leu（309）去甲基化来抑制 PP2A 活性，因此高同型半胱氨酸血症是 AD 的发展的重要原因之一[9]。Tyr（307）磷酸化可以催化 PP2A 亚基 PP2Ac，最终可显著增加 tau 蛋白的过度磷酸化[10]。GSK-3β 通过激活磷脂酰肌醇 -3- 激酶（PI3K）/ Akt 通路可在多个 AD 相关位点上抑制 tau 蛋白的过度磷酸化，当 GSK-3β 被激活时，PP2A 活性减少[11]。虽然在 AD 的治疗过程中 GSK-3β 需要被抑制，但完全敲除 GSK-3β 会致命，所以为了抑制 GSK-3β 活性，可以使用化学抑制剂（如 SB-216763）或构建无活性表达的 GSK-3β 质粒（GSK-3β-Lys85Arg）[12]。

2　β- 样淀粉蛋白

淀粉样蛋白前体蛋白(APP)是一种具有结构域的蛋白质,由695个氨基酸组成,从体外实验中，可以认为它是一种跨膜蛋白。APP 具有细胞黏附分子，有助于神经突向外生长的功能。在正常情况下，APP 被 α- 分泌酶在16和17个残基之间裂解，被 α- 分泌酶裂解不会产生 Aβ 片段，其形成大的可溶性片段不具有神经毒性，而较小的片段被 β- 分泌酶和 γ- 分泌酶裂解，导致形成可溶性 Aβ 片段 [13]。Aβ 是由36 至43 个氨基酸组成的天然产物。其中 Aβ 40 最为普遍，Aβ 42 更容易积聚于脑内，其毒性相比 Aβ 40 也更强。当 Aβ 大量产生而且不能被机体清除时，则会导致 Aβ 的积累最终导致 AD，这种理论被称为 "淀粉样蛋白假说" [14]。β 和 γ 分泌酶是能够降低血管活性的化合物，两种酶都可以透过血脑屏障产生具有神经毒性作用的 Aβ。抑制 β 和 γ 分泌酶可能是治疗 AD 的一个方法 [15]。与抑制 γ 分泌酶相比，只有少数化合物可以抑制 β 分泌酶的活性。因此研制抑制 β 分泌酶可以提供一个新的治疗 AD 方向 [16]。另一方面可以找寻一种和 Aβ 单体结合的分子，从而防止 AD 的发生。对 Aβ 的靶向疗法可以减缓与预防 AD[17]，其中免疫疗法已在实验中取得很好的疗效 [18]。

3　神经递质

AD 的发病通常与神经递质水平的降低有关,如血清素、去甲肾上腺素、多巴胺、乙酰胆碱等。降低 ACh 水平可直接导致基底核、颞叶和顶叶中的细胞损伤，从而减少血清素的水平和加剧 NFT 的发展 [19]。降低维持大脑正常功能所必需的神经递质 ACh 会最终导致神经元丢失。乙酰胆碱酯酶可以水解 ACh，抑制乙酰胆碱酯酶可使中枢突触中 ACh 浓度增加，而增强胆碱能功能是治疗 AD 最有效的方法。目前 FDA 批准的5个获批药物中,4个药物(他克林,卡巴拉汀,加兰他敏和多奈哌齐)为乙酰胆碱酯酶抑制剂，作用是增加细胞外乙酰胆碱水平，改善认知能力下降和恢复神经元之间的神经递质信号；第五种批准的药物是美金刚，它是一种离子型谷氨酸 NMDA 受体部分拮抗剂。

阿尔兹海默症患者的大脑中毒蕈碱型受体（M 型）或偶联受体水平会有一定程度的降低。药物刺激突触后毒蕈碱 1 型（M1）乙酰胆碱受体可以激活蛋白激酶 C，这有利于抑制 β- 样淀粉样蛋白的生成 [20]。突触前 α7 烟碱型受体（N 型）会在早期 AD 中增加，后期则减少。实验研究表明，Aβ 可以与 α7 烟碱型受体结合，从而竞争性减少乙酰胆碱的正常含量，此外，激活烟碱型受体或 M1 受体可以抑制 tau 蛋白的过度磷酸化 [21]。尽管胆碱酯酶抑制剂可改善神经传递并轻度延缓阿尔兹海默症，但随着时间的推移它们会逐渐失效。临床正在研究使用 α7 烟碱受体的激动剂和调节剂来治疗 AD。临床上已经证明选择性 M1 激动剂对 AD 患者的认知有所改善，并降低脑脊液中的 Aβ 水平[22]。α7 的强力 II 型正变构调制器 PNU-120596 可以增强和延长 α7 的活化[23]。用 PNU-120596 对啮齿动物进行全身给药后，可以显著减少海马区脑细胞的损伤和胶质的增生[24]。但是不可忽视这类药物有一定的毒性[25]。

4　炎症

实验表明，由于小胶质细胞的参与和影响，急性或慢性的全身感染都会使患 AD 的风险大大提高[26]。在 CNS 免疫系统的作用下，小胶质细胞通过促炎信号的传导持续激活促炎细胞，此时小胶质细胞不能调节抗炎细胞因子以及脂质介质的丢失，从而导致神经变性，损害神经元，然后再导致更多的炎性反应并增加 tau 蛋白的过度磷酸化[27]。因此，神经炎症现在被确立为阿尔兹海默症的一个特征[28]。研究表明抑制促炎信号白介素 -1b（IL-1b）可以成功的改善认知缺陷并减轻神经炎症，恢复 AD 小鼠模型中的病理学改变，类似 IL-1b 的作用，抑制白介素 -10（IL-10）和白介素 -6（IL-6）也可起到同样效果。Gatz 等人发现，牙周炎产生的持续炎症可增加患 AD 的风险[29]。Matson 等人发现革兰氏阴性菌引起的脑部感染与阿尔兹海默症有关，特别是晚期散发性阿尔兹海默症[30]。Hayden 和 Zandi 报道了服用非甾体类抗炎药物（NSAIDs）可以防止 AD 的发病率[31]。NSAIDs 会抑制前列腺素的合成，从而抑制前列腺素的毒性作用和产生的神经元损伤。布洛芬等 NSAIDs 能够减少 Aβ 42 的生成[32]。

5　晚期糖化终产物

由于 AGEs 和质膜上的 RAGE 之间的相互作用触发下游在许多细胞（包括神经元）发出炎症、氧化应激和细胞凋亡的信号，所以 AGEs-RAGE 的相互作用可以影响 AD 的发病。治疗剂开发主要集中在抑制 AGEs、RAGE 的形成或预防 AGEs-RAGE 相互作用。尽管已经设计出用于预防 AGEs 形成的药物，但大多数药剂都还在临床研究的早期阶段，如姜黄素阻断 AGEs 对 RAGE 的作用[33]。对甲基异丙基苯被证明可作为与 AGEs 结合的 AGEs 抑制剂[34]。磺胺吡啶被证明可以抑制 AGEs，从而改善 AGEs 导致的人脐静脉内皮细胞（HUVECs）中的炎症[35]。雷米普利也是一种有效的 AGEs 抑制剂[36]。

6　未来展望

从 1906 年 alzheimer 博士发现阿尔兹海默症至今，已经过了一个多世纪，可是仍然不能确定阿尔兹海默症真正病因。本文旨在通过探讨阿尔兹海默症相关发病机制，相互联系，多方向对阿尔兹海默症发病机制进行系统梳理，为日后探究阿尔兹海默症提供一定的理论帮助。

参考文献

[1] Gosse, P, Schumacher H. Effect of telmisartan vs. ramipril on 'dipping' status and blood pressure variability: pooled analysis of the PRISMA studies[J]. Hypertens Res, 2014, 37(2):151-157.

[2] Kenney K, Iacono, D. Dementia After Moderate-Severe Traumatic Brain Injury: Coexistence of Multiple Proteinopathies[J]. J Neuropathol Exp Neurol, 2018, 77(1):50-63.

[3] Grundke-Iqbal I, Iqbal K. Abnormal phos-phorylation of the microtubule-associated protein tau (tau) in Alzheimer cytoskeletal pathology[J]. Proc Natl Acad Sci USA, 1986,83(13):4913-4917

[4] Kelleher R, J. Evidence of endothelial dysfunction in the development of Alzheimer's disease:Is Alzheimer's a vascular disorder? [J]. Am J Cardiovasc Dis, 2013, 3(4):197-226.

[5] Thal DR, Holzer M. Alzheimer-related tau-pathology in the perforant path target zone and in the hippocampal stratum oriens and radiatum correlates with onset and degree of dementia[J]. Exp Neurol, 2000,163(1): 98-110.

[6] Wang JZ, Grundke-Iqbal I. Kinases and phos-phatases and tau sites involved in Alzheimer neurofibrillary degeneration[J]. Eur J Neurosci, 2007,25(1):59-68.

[7] Qian, W, Shi J. PP2A regulates tau phosphory-lation directly and also indirectly via activating GSK-3β[J]. J Alzheimers Dis, 2010, 19(4):1221-1229

[8] Zhang Y, Ma. Silencing rescues tau pathologies and memory deficits through rescuing pp2a and inhibiting gsk-3β signaling in human tau transgenic mice[J]. Front Aging Neurosci, 2014, 6:123

[9] Chai, GS, Jiang, X.Betaine attenuates Alzheimer-like pathological changes and memory deficits induced by homocysteine[J]. J Neuro chem, 2013, 124(3):388-396

[10] Zhou P,Chen Z. Acetyl-L-carnitine attenuates homocysteine-induced Alzheimer-like histopathological and behavioral abnormalities[J]. Rejuvenation Res, 2011, 14(6):669-679

[11] Liu D, Wei, N.The MT2 receptor stimulates axonogenesis and enhances synaptic transmission by acti-vating Akt signaling[J]. Cell Death Differ, 2015, 22(4):583-596

[12] Dominguez I, Itoh K.Role of glycogen synthase kinase 3 beta as a negative regulator of dorsoventral axis formation in Xenopus embryos[J].Proc Natl Acad Sci USA, 1995, 92(18):8498-8502.

[13] Dawbarn D, Allen J.Neurobiology of Alzheimer's Disease, molecular and cellular neurobiology series.Second edition[J]. Oxford University Press, 2001,28(11):25-36

[14] Selkoe, DJ.The amyloid hypothesis of Alzheimer's disease at 25 years[J]. EMBO Molecular Medicine, 2016, 8: 595–608.

[15] Petersen R, C.Mild congnitiveimpairment: clinical characterization and outcome. ArchJ].Neurol, 1999, 56,303-308

[16] Hong L, Konietzko. Structure of the protease domain of memapsin 2 (bete-secretase) complexed with inhibitor[J]. Science,2000, 290,150-153.

[17] Kurz A. Perneczky R. Amyloid clearance as a treetment target against Alzheimer's disease. J Alzheimers Dis, 2011, 24 (Suppl 2):61-73.

[18] Liu Y.H, Giunta. Immunotherapy for Alzheimer disease: the challenge of adverse effects[J]. Nat Rev Neurol. 2012, 8(8), 465-469.

[19] Kalinin S, Gavrilyuk. Noradrenaline deficiency in brain increases β-amyloid plaque burden in an animal model of Alzheimer's disease[J].Neurobiol Aging. 2007,28(8):1206-14.

[20] Caccamo A, Oddo S. M1 receptors play a central role in modulating AD-like pathology in transgenic mice[J]. Neuron,2006,49:671-82.

[21] Bitner RS, Nikkel AL. Gopalakrishnan M.Selective alpha7 nicotinic acetylcholine receptor activation regulates glycogen synthase kinase3beta and decreases tau phosphorylation in vivo[J]. Brain Res. 2009;12(65):65-74

[22] Nitsch RM, Deng M. The selective muscarinic M1 agonist AF102B decreases levels of total Aβ in cerebrospinal fluid of patients with Alzheimer's disease[J]. Ann Neurol, 2000, 48(6):913-918.

[23] Hurst RS, Hajós. A novel positive allosteric modulator of the alpha7 neuronal nicotinic acetylcholine receptor: in vitro and in vivo characterization[J]. J Neurosci, 2005, 25(17):4396-4405.

[24] Gatson JW, Simpkins. High therapeutic potential of positive allosteric modulation of alpha7 nAChRs in a rat model of traumatic brain injury: proof-of-concept[J]. Brain Res Bull, 2015, 112:35-41.

[25] Foucault-Fruchard L,Antier D. Therapeutic potential of α7 nicotinic receptor agonists to regulate neuroinflammation in neurodegenerative diseases[J]. Neural Regen Res, 2017,12(9):1418-1421.

[26] Takeuchi H. Neurotoxicity by microglia:Mechanisms and potential therapeutic strategy[J]. Clinical and Experimental Neuroimmunology,2010,1:12-21.

[27] Bakker EN, Bacskai BJ. Lymphatic clearance ofthe brain: Perivascular, paravascular and significance for neurodegenerative diseases[J].Cell Mol Neurobiol, 2016,36:181-194.

[28] Price JL, Davis PB.The distribution of tangles,plaques and related immunohis-tochemical markers in health aging and Alzheimer's disease[J]. Neurobiol Aging 1991;12: 295–312.

[29] Gatz M, Mortimer. Potentially modifiable risk factors for dementia in identical twins[J]. Alzheimer Dement, 2006, 2(2):110–117.

[30] Matson MP. Infectious agents and age-related neurodegenerative disor-ders[J]. Ageing Res Rev, 2004;3: 105–120.

[31] Hayden KM, Zandi, PP. Does NSAID use modify cognitive trajectories in the elderly?The Cache County Study[J]. Neurology, 2007, 69(3):275–282.

[32] Meister S, Zlatev, I. Nanoparticulate flurbiprofen reduces amyloid-β42 generation in an in vitro blood-brain barrier model[J]. Alzheimers Res Ther, 2013, 27(6):51.

[33] Tang Y. Curcumin eliminates the effect of advanced glycation endproducts (AGEs) on the divergent regulation of gene expression of receptors of AGEs by interrupting leptin signaling[J]. Lab Invest, 2014, 94(5):503-516.

[34] Lee JY, Oh JG. Effects of chebulic acid on advanced glycation endproducts-induced collagen cross-links[J]. Biol Pharm Bull, 2014, 37(7):1162-1167.

[35] Matsui T, Nakamura N. Sulforaphane reduces advanced glycation end products (AGEs)-induced inflammation in endothelial cells and rat aorta[J]. Nutr Metab Cardiovasc Dis, 2016, 26(9):797-807.

[36] Gosse P, Schumacher H. Effect of telmisartan vs. ramipril on 'dipping' status and blood pressure variability: pooled analysis of the PRISMA studies[J]. Hypertens Res, 2014, 37(2):151-157.

附录　缩略词表

英文缩写	英文全称	中文名称
AD	Alzheimer's disease	阿尔兹海默症
AGEs	advanced glycation end products	晚期糖化终产物
APP	amyloid precursor protein	淀粉样前体蛋白
Aβ	β-amyloid protein	β- 淀粉样蛋白
CaMK Ⅱ	calcium calmodulin-dependent protein kinase Ⅱ	钙调蛋白激酶 Ⅱ
CAT	catalase	过氧化氢酶
CREB	cAMP response element binding protein	cAMP 应答元件结合蛋白
DCFH-DA	dichlorofluorescein diacetate	二氯荧光乙酰乙酸盐
Ex-4	exendin-4	艾塞那肽
GLP-1	Glucagon-like peptide-1	胰高血糖素样肽 -1
GLP-1R	Glucagon-like peptide-1 receptor	胰高血糖素样肽 -1 受体
GLP-1RA	Glucagon-like peptide-1 receptor agonist	胰高血糖素样肽 -1 受体激动剂
GSK-3β	glycogen synthase kinase-3β	糖原合成酶激酶 -3β
GSH-Px	glutathione peroxidase	谷胱甘肽过氧化物酶
MAPK	mitogen-activated protein kinase	有丝分裂原激活蛋白激酶
Mn-SOD	manganese superoxide dismutase	锰超氧化物歧化酶
NFTs	neurofibrillary tangles	神经纤维缠结
NF-κB	Nuclear factor kB	NF-κB 信号通路
NRF-1	nuclear respiratory factor-1	核呼吸因子 -1
O-GlcNAc	O-linked-N-acetylglucosamine	O 位 N- 乙酰葡萄糖胺
OGT	O-linked-N-acetylglucosamine transferase	O 位 N- 乙酰葡萄糖胺转移酶

（续表）

英文缩写	英文全称	中文名称
PP2A	protein phosphatase 2A	蛋白磷酸酯酶 2A
PGC-1α	peroxisome proliferator-activated receptorγcoactivator 1α	过氧化物酶体增生物激活受体 γ 共激活因子 1α
PKA	protein kinase A	蛋白激酶 A
PHF	paired helical filament	螺旋样纤维
PI-3K	phosphatidylinositol 3-kinase	磷脂酰肌醇 -3 激酶
RAGE	receptor for advanced glycation end products	晚期糖化终产物受体
ROS	reactive oxygen species	活性氧簇
TEM	Transmission electron microscope	透射电子扫描镜
8-OHdG	8-hydroxy-2'-deoxyguanosine	8- 羟基脱氧鸟苷